环境损害
相关法医学司法鉴定

Forensic Judicial Expertise Related to Environmental Damage

主　审　张继宗

主　编　蔡继峰　郭亚东

副主编　王　勇　张长全　王　翔

编　者（以姓氏汉语拼音为序）

百茹峰	中国政法大学	石　坚	中南大学湘雅三医院
蔡继峰	中南大学	孙俊红	山西医科大学
常云峰	中南大学	唐任宽	重庆医科大学
陈　峰	南京医科大学	汪元河	贵州医科大学
成建定	中山大学	王　起	南方医科大学
邓建强	海南医学院	王　翔	大连医科大学
丁艳君	中南大学	王　勇	中南大学
董红梅	华中科技大学	文　迪	河北医科大学
封　华	北京市公安局	徐兴敏	河南科技大学
高玉振	苏州大学	闫　杰	中南大学
郭亚东	中南大学	叶　懿	四川大学
洪仕君	昆明医科大学	扎拉嘎白乙拉	中南大学
黄　平	司法鉴定科学研究院	张长全	中南大学
刘卓鹰	中南大学	赵　锐	中国医科大学
孟凡明	中南大学		

编写秘书　刘卓鹰

人民卫生出版社

图书在版编目（CIP）数据

环境损害相关法医学司法鉴定 / 蔡继峰，郭亚东主编. —北京：人民卫生出版社，2020

ISBN 978-7-117-30073-5

Ⅰ. ①环… Ⅱ. ①蔡… ②郭… Ⅲ. ①环境污染 - 司法鉴定 - 中国 Ⅳ. ①D922.683

中国版本图书馆 CIP 数据核字（2020）第 105148 号

| 人卫智网 | www.ipmph.com | 医学教育、学术、考试、健康，购书智慧智能综合服务平台 |
| 人卫官网 | www.pmph.com | 人卫官方资讯发布平台 |

环境损害相关法医学司法鉴定

主　　编：蔡继峰　郭亚东
出版发行：人民卫生出版社（中继线 010-59780011）
地　　址：北京市朝阳区潘家园南里 19 号
邮　　编：100021
E - mail：pmph @ pmph.com
购书热线：010-59787592　010-59787584　010-65264830
印　　刷：河北新华第一印刷有限责任公司
经　　销：新华书店
开　　本：787 × 1092　1/16　印张：7　插页：3
字　　数：175 千字
版　　次：2020 年 7 月第 1 版　2020 年 7 月第 1 版第 1 次印刷
标准书号：ISBN 978-7-117-30073-5
定　　价：46.00 元
打击盗版举报电话：010-59787491　E-mail：WQ @ pmph.com
质量问题联系电话：010-59787234　E-mail：zhiliang @ pmph.com

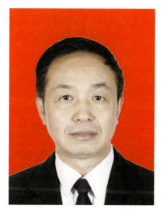

　　张继宗,教授,公安部物证鉴定中心主任法医师,中国人民公安大学教授。从事法医人类学研究、教学、办案工作20余年,曾留学德国慕尼黑大学从事法医人类学研究工作,是我国著名法医学专家。

　　主持了多项国家级、部级科研项目,完成学术论文60余篇,编写公安部内部教材10余部,出版专著多部;主持课题完成了中国人骨骼信息中心的建设,为中国现代人类学的发展奠定了基础,为我国的法医学发展作出了重要贡献;建立了中国人骨骼年龄、性别、身高鉴定的多种方法,并在全国进行推广,培养了大批掌握法医人类学鉴定技术的基层法医,多次参与重大案件的法医人类学鉴定工作,包括1.18重庆空难、中国国际航空129号班机空难、"甘肃无名颅骨案"等。在颅骨容貌鉴定方面造诣颇深,曾主持赵尚志烈士遗骨鉴定,历史人物黄飞鸿照片鉴定等。

主编简介

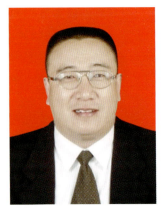

蔡继峰,医学博士,教授、博士生导师,主任法医师。中南大学基础医学院法医学系学科带头人,湖南省湘雅司法鉴定中心负责人。

主要研究方向为法医病理学、法医昆虫学及医疗损害的司法鉴定,现任教育部高等学校法医学类专业教学指导委员会委员,中国法医学会及中国免疫学会会员,湖南省司法鉴定协会会长,中华医学会、湖南省医学会、长沙市医学会医疗事故技术鉴定专家,湖南省环境损害司法鉴定机构登记评审专家库成员,中国合格评定国家认可委员会(CNAS)实验室认可评审员,国家及湖南省检验检测机构资质认定评审员。

先后主持国家自然科学基金 3 项,其他国家级、省部级、校级课题 12 项。多次获得中南大学教学质量优秀奖,2011 年主讲的法医学被评为校级精品课程,2012 年获得中南大学教学成果奖一等奖。近 5 年共发表科研学术论文 30 余篇,其中 20 余篇被 SCI 收录。

国家卫生和计划生育委员会"十三五"规划教材《法医人类学》副主编;主编全国高等学校教材《法医昆虫学》及法医学专著《现代法医昆虫学》;主译国外法医学专著《血痕形态分析》和《爆炸与冲击相关损伤》,参编法医学教材及专著 8 部。担任《法医学杂志》编委, *European Journal of Entomology*、*Insect Science*、*Journal of Insect Science*、*African Journal of Biotechnology* 等 SCI 杂志审稿专家,《重庆医科大学学报》《中华医学教育探索》《昆虫知识》等杂志特约审稿专家。

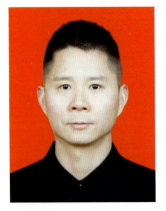

郭亚东,医学博士,副教授,主任法医师,博士生导师,中南大学基础医学院法医学系主任,湖南省湘雅司法鉴定中心主任。主持国家自然科学基金 2 项,国家博士后基金 1 项,湖南省自然科学基金青年科学基金项目 1 项,发表学术论文 30 余篇。主持鉴定尸体解剖案例 1 000 余例、死亡相关医疗纠纷案例 200 余例。司法部中国法律服务网(12348 中国法网)咨询专家库成员,湖南省环境损害司法鉴定机构登记评审专家库成员,湖南省昆虫学会常务理事,湖南省司法鉴定协会副秘书长。

《医疗损害鉴定与防范新进展》主编,《现代法医昆虫学》副主编,《基层医疗机构医疗损害防范知识及案例解析》副主编,国家卫生和计划生育委员会"十三五"规划教材《法医病理学实验指导》编委,全国高等学校教材《法医昆虫学》编委, *Forensic Science Research* 杂志青年编委。

序

如果我们把环境比喻成一个人，其他人的行为对环境造成了损害，而对此损害进行鉴定评估的人员就是"环境法医"。就像法医通过案发现场的尸体、指纹、毛发等证据线索，锁定犯罪嫌疑人一样，"环境法医"的职责同样是应用科学技术手段，抓住环境污染背后的"凶手"。

自 2015 年起，我国最高人民法院、最高人民检察院、司法部、生态环境部等多个部门出台了规范环境损害司法鉴定的有关文件，让"环境法医"鉴定工作正式落地。显然，环境损害法医学司法鉴定在我国正处于新生发展阶段，鉴定人水平参差不齐，鉴定方法未规范统一，鉴定理论知识尚显匮乏，亟须一本指导性参考用书，而本书正弥补了这一空缺。同时也为环境损害鉴定的发展揭开了新篇章，为我国环境法医学的学科建设奠定了基础。

《环境损害相关法医学司法鉴定》全书共七章，既含有环境损害鉴定的理论知识，又囊括环境损害的鉴定方法，具有明显的指导性。该书详细阐述了我国环境损害的类型及其检测方法，提出了环境损害法医学鉴定的工作内容、程序及判断标准。对鉴定人而言，具有很强的实践操作性；对高校的本科生、研究生来说，具有专业的指导性；对广大热心公益事业及普通大众而言，具有简明的科普性及处理问题的导向性。此外，该书广泛吸纳了国内外环境损害鉴定经验，从直观、简洁、实用的角度出发，汇集了众多典型案例，为环境损害鉴定工作的开展提供了参考。

相信本书的出版，能够让我国环境损害法医学鉴定的发展迈上新台阶，并促进我国环境法医学的学科建设踏上新征程。

张继宗

2020 年 2 月 20 日

前　言

　　科学技术的发展和应用与我们所生存的地球环境相辅相成。欧美发达国家在 19 世纪就出现了环境污染与科技发展、人类健康的矛盾问题。20 世纪 90 年代美国科学家罗伯特·莫里森博士提出了"环境法庭科学"（environmental forensics）的概念，并借此解决环境污染源在哪里，污染什么时候发生，谁该为污染后果负责，以及造成污染的各方应该付出什么代价等问题，同时利用科学的分析方法来判别和鉴定环境污染的责任归属，从而为环境法律诉讼提供必要的科学证据，为打击环保犯罪，维护法律公信力提供重要工具。

　　近年来随着经济的快速发展，我国的资源开发、机械制造引发的环境污染问题日益突显，与之伴行的群体性事件也屡见报道，强化环境保护的司法力量和威慑效应，树立环境保护的法律意识已呈刻不容缓之势，由此加强环境生态文明建设已上升为国家战略。2015—2018 年，司法部、生态环境部、最高人民法院、最高人民检察院等多个部门发布了一系列有关环境损害司法鉴定的文件，以希望率先从法规层面重视环境损害问题。然而我国学术界目前对环境损害司法鉴定仍缺乏统一的认识，尚没有一部关于环境损害法医学司法鉴定的专著，同时社会上诸多行业人员涉及环境损害鉴定问题时也缺乏相应的权威书籍来指导诉讼、生产和工作等。此前，国外一些大学已经开设了环境法医学课程，有的甚至还设置了环境法医学专业，而我国目前对该学科的建设仍相对滞后，首先需要弥补的是专业教学书籍的空白。

　　鉴于以上诸多方面的需求，本书立足于环境损害法医学司法鉴定实践，从环境损害司法鉴定的角度揭开我国"环境法医学"发展的序章。本专著以环境污染损害人体健康为中心，主要阐述环境损害的类型、常见的污染物及其检测、环境损害的法医学鉴定及相关侵权责任的判定、损害赔偿等内容，并通过环境损害法医学鉴定的典型案例来介绍环境损害司法鉴定的工作。本书的编写人员均来自国内知名高校或研究机构，甚至部分编者为环境损害鉴定的国家级及地方级专家库成员。

　　本书编写过程中，参阅和借鉴了大量相关文献资料及国外环境法医学的发展经验，并引用了部分内容，在此致以诚挚的谢忱。同时，因编写内容涉及范围广泛，编著时间仓促，难免存在错误和疏漏之处，恳请读者对本书提出批评和指正。

　　最后，希望本书的出版能够为我国环境损害法医学司法鉴定工作提供指导和鉴定依据，为推动相关的司法鉴定技术规范形成提供帮助，并为环境污染案件的行政处理和法律诉讼提供科学证据，更愿为我国特色的环境法医学学科发展及理论体系建立奠定基础。

蔡继峰　郭亚东

2020 年 2 月 20 日

目　录

第一章

绪　论

第一节　概　述

一、环境污染

近年来,人类在开发和利用自然环境资源,创造新的生存环境的同时,又将生产、生活活动中的废弃物排入环境,破坏了生态平衡,导致环境污染和环境质量恶化,对人类健康造成直接、间接或潜在的有害影响。环境污染对健康的危害主要有急性危害、慢性危害、致癌作用、遗传毒性、生殖毒性和发育毒性及干扰内分泌功能等表现形式。此外,环境污染对人类健康的影响有着广泛性、多样性、复杂性、长期性等特点。根据环境的主要组成部分,即大气圈、岩石土壤圈、水圈及生物圈,可以将环境污染分为大气污染、水体污染以及土壤污染三大类。

大气污染是指由于人类或自然原因,使一种或多种污染物混入大气中并达到一定浓度,超过大气的自净能力,致使大气质量恶化,对居民健康和生活条件造成了危害,对动植物产生不良影响的空气状况。燃料的燃烧和生产过程中排出的废气是大气污染的主要来源。大气污染对人体健康的直接危害主要有急性中毒、慢性损害、变态反应、致癌作用、降低机体免疫力等。同时大气污染还可产生温室效应、形成酸雨、破坏平流层的臭氧层、形成大气棕色云团等,是环境污染中重要的一部分。水体污染是指人类活动排放的污染物进入水体后,超过了水体的自净能力,使水质和水体底质的理化特性和水环境中生物特性、种群及组成等发生改变,从而影响水的使用价值,造成水质恶化,甚至危害人体健康或破坏生态环境的现象。引起水体污染的污染物主要来自人类的生产和生活活动。水体污染可分为生物性、化学性和物理性污染三大类。水体污染对人体的损害可表现为介水疾病的传播,藻类及其毒素的污染和水中的有机、无机污染物在人体内富集对人体健康的损害。土壤的情况与大气、水体不同,土壤的污染情况更加复杂,具有隐蔽性、积累性、长期性及不可逆转性等特点。在人类生产和生活活动中排出的有害物质进入土壤中,影响农作物生长发育,直接或间接危害人畜健康的现象称为土壤污染。土壤污染的来源有工业污染、生活污染、农业污染等。土壤污染可造成多种传染病和寄生虫病的传播以及重金属、农药等有毒物质在人体内富集,从而对人体造成慢性长期的损害。

环境污染的日常控制主要是通过对大气、水体及土壤的环境卫生标准的监督、实施完成的。然而中国目前相关的大气、土壤、水体的卫生标准,尚难以满足环境损害司法鉴定对环境污染事件取证的需要,尤其不能满足环境污染事件中对肇事者惩罚及对受害人进行赔偿的需要。如何研究、制定并完善一个关于大气、土壤、水体的更加完善具体的卫生标准是目前环境损害司法鉴定科发展面临的一个亟待解决难题。

二、法医学司法鉴定

法医学(forensic medicine)是应用医学、生物学及其他自然科学的理论与技术,研究并解决司法实践中有关医学问题的一门医学科学。法医学的产生基于法律实施的需要。通过法医学检验提供科学证据,协助侦察及刑事和民事案件的审判,并为有关法律、法规的制定提供医学资料。在法医学研究和鉴定工作中,案件的种类、性质以及犯罪手段多种多样,因此采用的手段技术以及学科也不尽相同。为了适应法医学进行实践中的各种需求,产生了多个分支学科,主要分为法医病理学、法医临床学、法医物证学、法医毒理学、法医毒物分析、法医精神病学以及法医昆虫学等。

现代法医学的基本任务是遵循相应的法律程序,接受委托,应用自然科学的理论和技术,通过对相关人体及成分或其他材料进行检查、检验、分析,作出客观、科学的鉴定报告或结论,为澄清事实或揭露犯罪提供线索,为刑事及民事案件的审判等提供证据。其主要的研究对象是尸体、活体、各种生物源性物证、危害人身安全的暴力性犯罪现场和事故现场,以及法医学鉴定相关的各种文证等。在坚持"以事实为依据,以法律为准绳"的法制社会,法医学是不可或缺的一门科学。法医学鉴定意见是各种诉讼活动中重要的科学证据,在刑事、民事和行政诉讼案件中发挥着重要的作用。除了能为诉讼活动提供科学证据外,法医学在为公共安全事件的处理、行政机关和社会组织处理相关事务以及促进社会进步和科学发展也发挥了重要的作用。

三、环境损害司法鉴定

随着科学技术的高度发展以及人类对能源的需要日益增加,环境污染事件频繁发生及人民群众法制意识及维权意识的提高,社会各方对预防环境污染、惩罚环境污染肇事者的呼声日益增大,在此背景下,环境损害司法鉴定应运而生。环境损害司法鉴定是指用环境卫生学及法医学的理论与技术,通过法律程序解决环境污染造成的人身损害、财产损失,自然环境的生态破坏,确定污染源,确定环境损害程度,确定责任人及单位,测算赔偿金额及环境修复费用等有关问题,包括出庭作证及提起公益诉讼。近年来,我国因环境污染导致的人身损害赔偿案件数量呈上升趋势。此外石油开采而造成的海洋环境污染事件,引起了世界各国的高度重视。世界知名石油公司因海洋环境污染被告上法庭的案件时有发生,巨额的环境修复赔偿金,更加引起了社会各界的广泛关注。更为迫切的是,由于环境污染诱发的健康问题包括致伤致残等人身损害案件诉讼日益增多,并逐渐演变为影响社会和谐的不安定因素之一。环境污染人身损害赔偿鉴定在司法实践活动中面临着众多难题,包括取证、认定困难、鉴定主体不明确、鉴定相关技术标准及理论缺失、鉴定范围模糊、鉴定理论准备不充分等诸多难题。环境损害相关的法医学司法鉴定作为专门解决有关环境污染法律问题的分支学科,对于其理论和实践的不断完善是建设和谐社会的迫切需求。本书主要探讨环境污染因素致人身损害的法医学鉴定,也即环境损害相关法医学司法鉴定相关问题。

第二节 学科主要任务及特点

一、环境损害司法鉴定的主要任务

环境损害司法鉴定的具体任务如下：

（一）环境污染的确定

根据相关法律法规规定的环保部门或公安指定部门出具的鉴定意见，确认案件所涉及的环境污染问题是否真实存在。这是环境污染人身损害案件鉴定的必要前提，也是对污染环境的行为主体进行追责的重要证据。包括比照同类正常的自然环境，确定污染物排放地的生态环境损伤程度。根据污染物从污染地清除需要的工作量、时间及生态修复的材料，确定肇事者需要支付生态环境修复的基本费用。预留生态环境修复的不可知的情况，生态环境修复后功能恢复评估等所需的费用。具体费用可以比照国内外同类生态环境修复的法院判例，结合案发地点的实际情况执行。

（二）环境污染所致的人体损害后果的分级

在环境污染所致人体损害案件的实践中，可根据《人体损伤程度鉴定标准》对环境污染所致的人体损害后果进行分级，主要分为轻微影响、轻微伤、轻伤、重伤以及死亡。

轻微影响是指受害者主观的感觉不适，但经过各项检查并未发现与环境污染相关的异常，通常无须治疗。轻微伤是指组织器官有轻微的损伤，并且有相应的临床症状，需要门诊治疗或者短期的住院治疗。轻伤是指对人体健康有中度的损害，需要住院治疗，有部分经治疗后仍留有轻微的功能障碍。重伤指如不及时住院治疗会危及生命，并且大部分住院治疗后会留有比较严重的后遗症。因环境污染事件导致死亡的；立即住院治疗，经抢救无效死亡的；或者事发后短期内死亡的，并且症状与其损害一致的，均可做环境污染导致死亡的法医学鉴定。当该类事件涉及赔偿问题时，应根据是否致伤残进行鉴定。如未导致永久性伤残，则只需要支付一定的住院治疗费用及一定的精神损失赔偿；如最终遗留功能障碍，则要根据伤残鉴定标准确定具体的费用。

（三）人体损害与环境污染事件关联度的判定

环境污染与人身损害之间的因果关系判断是环境损害司法鉴定的重要内容和难题。2009年12月26日通过，2010年7月1日起施行的《中华人民共和国侵权责任法》（下文简称《侵权责任法》）第六十五条及第六十六条规定："因污染环境造成损害的，污染者应当承担侵权责任"；"因污染环境发生纠纷，污染者应当就法律规定的不承担责任或者减轻责任的情形及其行为与损害之间不存在因果关系承担举证责任"。目前环境污染与人身损害之间的因果关系判定理论的研究文献较少，结合国内外发表的部分文献，笔者认为对于人体损害与环境污染事件关联度的判定可以从以下几个方面进行：

1. **关联强度** 关联强度主要是指环境污染与在该区域的人体损害有没有关联，以及有多大的关联性，环境污染事件在人体损害中是主要原因还是仅仅为诱发因素。在环境损害法医学鉴定的实践中，主要确定暴露指标包括污染物浓度、持续时间与人体损害各项生理指标或者临床表现变化是否一致。

2. 关联时间顺序 根据环境污染事件和人体损害症状发生的时间顺序来判断,如环境污染事件发生的时间在人体损害症状出现之后,则表明这两个事件的关联性不大;另外,由于污染物人身损害的累积效应,还应要判断由暴露因素至损害症状出现之间的潜伏期是否合理等。在进行关联的时间顺序的判定中,应该要综合多个时间顺序的合理性来进行判断。

3. 关联分布一致性 环境污染物可通过环境介质扩散。应调查环境污染所发生的区域与发生群体性人体损害的区域是否一致,如果发生群体性人体损害的区域并不是环境污染所波及的区域,那么环境污染与人体损害可能不存在关联,进一步的确认需要综合多方面因素考虑。

4. 关联的可重复性 某处环境污染事件与其他地区发生的相似污染事件所致人体损害症状是否相同。

5. 关联特异性 环境污染因素与某些人体损害之间存在一定的因果关系。因此,在实践工作中,环境损害司法鉴定在案件的调查、取证方面可借助法医毒理学的方法,以便观察人体损害症状与环境污染因素的毒理作用是否一致来判断环境污染事件与人体损害的相关性。

6. 关联的其他原因或混杂因素 重点排查人体损害除与环境污染有关联外,是否还与其他原因或混杂因素相关联,如故意伪装、原发性疾病、环境中原存的其他有害因素的叠加损害等。

(四)影响环境损害相关法医学鉴定的因素

环境污染事件导致的急性人体损害的症状通常比较明显,通过进一步的医学检查可以发现,受害者体内相关毒物的含量明显变化或受害者与环境污染相关的生化指标也会有显著改变。但是,大部分的环境污染事件常常有一定的潜伏期,且损害较为持久。因此,环境污染对人体健康的损害一般表现为长期的作用,该特性决定了在环境污染导致某些慢性的人体损害过程中,人体损害不仅受环境污染事件的影响,可能有其他因素共同作用导致最终人体损害。可能的影响因素有:

1. 群体性癔病 群体性癔病是指某种精神紧张相关因素在许多人之间相互影响而引起的一种心理或精神障碍。该病的主要特点是人群之间产生相互影响。当某个地区有部分人健康因环境污染事件受到损害时,同一区域的其他未出现相应症状或未患疾病的人也会因心理恐惧或者紧张,而有意或无意地模仿。这种现象会加大环境损害法医学鉴定的难度。

2. 受害者自身原发性疾病以及不良生活习惯 在环境损害法医学鉴定中,受害者的人体损害究竟是环境污染事件所致,还是受害者自身原发性疾病或者不良生活习惯起主要作用,是影响鉴定评估后果的一大因素。因此,在实际鉴定中,需要对患者的基本情况即是否有原发性疾病进行详细的调查,防止鉴定结果与实际不相符。

3. 个体差异性 个体差异性是指基本情况相同的条件下,大多数患者对同一药物的反应是相近的,但也有少数人会出现与多数人在性质和数量上有显著差异的反应,如高敏性反应、低敏性反应和特异质反应。在身体调节机制中,人与人之间存在一定的差异性,即在同样的暴露因素下,有部分人会表现出明显的症状,但也会有部分人可能仅有轻微的表现甚至没有症状。或者,某些人对于个别有害因素比较敏感,例如某个区域确实存在环境污染事件,但造成的人体损害却只是出现在很小范围的人群。因此,个体差异性也是环境损害法医学鉴定中的一个难点问题。

4. 其他致害因素的影响 随着工业化的发展,环境污染事件越来越常见,实践中需要充分考虑环境中混杂的其他因素。某些自然性不良环境中,原本就存在一些对人体健康有害的因素。这些因素原本对人体造成的损害是很小的,人体自身的机制可以代偿。但是,环境中本身的损害因素与人为造成的环境污染作用叠加在一起,最终导致人体损害。如此会加大判定人为环境污染事件在人体损害中作用力大小的难度。

二、环境损害司法鉴定的学科特点

(一)环境损害司法鉴定的特点

人类生活涉及的环境复杂多样,环境损害司法鉴定可应用多学科的技术,包括计算机仿真、地球物理、水文地质、医疗卫生学、法医毒理学等多学科的知识,判别研究某种污染物的来源,污染物在环境介质中的分布情况及导致人身损害相关的鉴定和赔偿等。环境损害法医学鉴定与传统的法医学鉴定是有区别的,这是环境污染的特性所决定的。其本身的特点有:①广泛性,环境受污染后影响的人群范围广、人数多,包括不同年龄、不同性别的人群,甚至可能影响到胎儿。②多样性,环境中存在各种污染物,对人体健康损害的作用形式表现出明显的多样性,既有直接的,也有间接的;有急性的,也有慢性的;有局部的,也有全身的;有近期的,也有远期的;有特异性的损害,也有非特异性的损害;有的是单个污染物作用的效应,有的则是多种污染物的联合作用造成的。③复杂性,受污染环境中可有多种污染物同时存在,各种毒物间可以产生联合毒性作用;同一种污染物可以通过被污染的环境介质经不同途径进入人体;同一个体可摄入多种环境污染物;暴露人群中不同个体对污染物易感性不同,在临床上会有不同反应;环境污染物作为致病因素对健康损害属多因多果,关系十分复杂。④长期性,很多环境污染物可长时间滞留于空气、土壤、水中,并长时间作用于人,在污染物低浓度情况下,造成的健康损害在短时间内不易被发现,因此有些危害在短时间内不易被察觉,需要几年、十几年甚至几十年才表现出来,有的到子代才表现出健康危害效应来。因此,在鉴定环境污染致人体损害中,判定环境污染与人体损害的关联度常常十分困难。

根据环境污染事件的特性,环境损害司法鉴定与传统法医学鉴定的区别归纳为如下几点:

1. 研究的对象不同　法医学鉴定主要对独立的受损或死亡个体进行,而通常情况下,环境污染对人的损害不是单个的,而是会影响暴露在某一片区域内的大部分群体。因此,环境损害司法鉴定主要是针对群体性的暴露于同一因素下的人体损害进行的。而且,很多环境污染案件的受害者没有明确的对象,受害者可能是一个大的群体,或者是一个社区,如受雾霾危害的群体非常庞大,造成污染的情况也错综复杂,对有明确证据的污染物排放者,进行责任追究,需要进行公益诉讼。对遭受污染物危害的弱势群体,在需要进行公益诉讼的同时,还需要提供法律援助。

2. 鉴定的重点不同　在传统的法医学鉴定中,其鉴定重点是针对伤残等级、损伤程度、损伤后果或者死亡原因以及医疗损害等。而在环境损害司法鉴定中,其鉴定的重点是环境污染事件与人体损害关联度的判定。相比之下,环境损害司法鉴定的难度会更大,进行鉴定需要综合考虑的相关因素也会更多。

3. 鉴定的方法不同　传统的伤残或损害鉴定主要是将观察到的结果与鉴定标准进行比对得出结果,而在环境损害法医学鉴定中,只能通过对环境污染地区进行抽样调查,综合所出现的人体损害症状进行判定。例如,抽样调查后将污染地区和非污染地区的人体生化指标数据进行比对,或者是将污染地区和非污染地区的人群中某可疑疾病的患病率进行比较,利用医学统计学方法进行验证处理,得出盖然性结论。

（二）与法医毒理学的关系

环境损害司法鉴定在案件的调查、取证方面需要借助法医毒理学的方法。法医毒理学主要应用毒理学有关的理论与技术,研究与法律有关的自杀、他杀、意外及灾害事故引起中毒的学科,包括药物滥用及环境污染造成的危害。将法医毒理学和环境损害司法鉴定相结合的主要目的是,为案件的侦查提供线索,为案件的司法审判提供科学证据。由于法医毒理学在毒物性状、中毒原因、毒理作用、中毒量与致死量,中毒物的血液浓度及致死血液浓度,中毒病理变化以及毒物的检材提取、保存、送检,中毒或中毒死亡方式等鉴定中存在独特优势,并且可以通过对比及观察实验动物染毒与实际中毒案例的症状、体征、体液的生化改变及组织病理学变化,来推断死亡原因。因此,通过法医毒理学解决环境损害法医学中的相关问题具有良好的应用前景,包括以下方面:①确定是否发生中毒;②确定何种毒物引起中毒;③确定进入人体内毒物的量,并判断是否引起中毒或死亡;④分析毒物进入人体的途径和形式;⑤推断中毒的死亡方式,自杀、他杀或意外。根据法医毒理学的知识,列出以下一些常见的症状以及相对应的毒物:①短时间迅速死亡。氰化物、有机磷,高浓度一氧化碳及硫化氢气体。②神经系统症状。昏迷:安眠镇静类、麻醉药,毒品,磷化氢,乙醇,氰化物等。抽搐:番木鳖碱(士的宁)、氟乙酰胺、毒鼠强、有机磷等。③消化系统症状。强酸、强碱及有毒动、植物。④呼吸系统。加快:颠茄、咖啡因、番木鳖碱、甲醇等。减慢:阿片类、海洛因、一氧化碳、催眠药等。肺水肿:刺激性气体,安妥等。⑤心血管系统。心律失常、心脏骤停等:乌头、氟乙酰胺以及作用于心血管的药物。⑥泌尿系统。少尿、无尿:氯化汞、四氯化碳、磷化锌、砷化氢、磺胺、生物碱等。⑦血液系统。凝血障碍:敌鼠钠盐、嗅敌隆、蛇毒、肝素等。⑧皮肤、黏膜。发绀:亚硝酸盐、氯酸盐、硝基苯、苯胺等。黄疸:磷化锌、四氯化碳、氯仿、异烟肼等。慢性中毒,可以引起皮肤的色素的异常改变及角化。

（三）环境损害司法鉴定人与鉴定机构

环境损害司法鉴定人是指具备法定从事环境损害司法鉴定条件,经申请登记,在合法环境损害司法鉴定机构中从事环境损害司法鉴定活动的自然人。基于环境污染致人身损害司法鉴定业务的特殊性和解决问题的医学专业性要求,其司法鉴定人应当由经过严格的专业培训,既通晓医学,又具备一定法学专业知识的专业技术人员——法医师担任。大陆法系主张"鉴定权主义",要求司法鉴定人只有具备法定资格,方可从事具有诉讼意义的鉴定。我国目前设立的司法医学鉴定机构及其法医鉴定技术人员具有从事环境污染致人身损害司法鉴定业务的法律条件和专业技术条件。环境损害司法鉴定行为以法院委托或当事人委托方式启动,环境损害司法鉴定行为一旦启动,应当成为广义诉讼活动的一部分,因此,对环境损害司法鉴定人要有严格的具体要求:①司法鉴定人应当经过规范的环境损害法医学鉴定培训,并具有专门知识和工作经验,环境损害法医学鉴定的鉴定机构应该是在司法鉴定管理部门登记注册的司法鉴定机构,鉴定主体应当具有法定环境损害司法鉴定资质;②司法鉴定人须对客观损害事实进行科学认知,并作出实事求是的判断,最后以书面形式提出鉴定意见;③为了保证鉴定结果的公正可靠,环境损害司法鉴定人与案件应没有利害关系;④环境损害司法鉴定活动应由司法鉴定人承担,鉴定意见由承担司法鉴定活动的司法鉴定人制作,该意见方可作为证据提出。环境损害司法鉴定活动和其他法医学领域的鉴定要求一致,必须依法进行,否则将承担相应法律责任。环境损害司法鉴定主体法律责任本质上为专家责任,是在专业资格、业务水平、鉴定能力符合法定条件的前提下,环境损害司法鉴定主体所应承担的主观过错责任。鉴定主体法律责任不仅体现为行政责任、民事责任,有时还可能是刑事责任。

另外,环境损害司法鉴定涉及多门学科,且需对受污染区域进行抽样调查、数据分析等。因此,在组成鉴定专家组时,建议特邀流行病学和环境学专家参与,以为环境管理和决策提供咨询,也能为司法鉴定意见提供合理依据。

三、环境损害司法鉴定的内容

环境污染致人身损害的司法鉴定基本过程是具有鉴定资质的医学专业技术人员利用仪器设备,通过毒物检测、组织学观察、毒理学分析、对损害结果综合评估等,就污染物毒性作用、致机体损害程度、污染行为与人身损害之间的因果关系等科学问题进行逻辑分析、判断并发表鉴定意见。此鉴定行为应是法律的授权行为,是法医学专业领域内的司法鉴定行为,而非经济性营利行为,或普通意义上的医学执业行为,具体实施可按照以下几个步骤进行:

（一）案情调查

案情调查包括以下内容:

1. 基本信息　暴露者的一般情况(年龄、性别等),所在地区以及工作、生活环境。另外,暴露者以往的健康状况非常重要,在发生环境污染事件之前本身是否存在一些原发性疾病,可能会影响到对于环境污染事件与人体损害关联度的判定。此外,暴露者可能接触的毒物种类、毒物的可能来源(暴露者有没有可能自己从其他途径获取)以及环境污染物的分布情况等对于关联度的判定都十分重要。

2. 事件发生经过　对中毒发生的时间和死者、伤者中毒症状发作的时间进行深入调查,即关联度的时间顺序、判断环境污染事件与人体损害出现症状的时间是否合理、环境污染扩散范围的时间与人体损害出现症状的时间是否合理以及暴露在该环境下到出现症状的潜伏期是否合理。对于暴露者的临床表现以及抢救过程进行记录和备份,在关联度的判定中,通常会根据关联的特异性进行判断。即,某种暴露因素与某种症状是严格对应的,具有一定的特异性,这有助于某些特殊毒物的认定。如果出现的某些症状与某些暴露因素造成人体损害的症状不一致,则可以证明该环境污染事件与人体损害的相关性不大。

3. 群体中毒事件　环境损害法医学鉴定的对象通常都是一个群体,这是由环境污染事件本身的公害性特性所决定的。因此,在食物中毒、药物中毒、环境污染突发事件等中,应针对事发的时间、地点、中毒人员的群体分布特征等,进行详细的流行病学调查。

4. 环境污染突发事件重点关注工业生产事故　关注当地中、小型化工企业污染源的基本情况,是否有意外的生产事故。

（二）现场勘查

现场勘验包括以下内容:

1. 中毒幸存者　立即送医,并记录现场情况;

2. 中毒死亡人员　观察、记录尸体的位置及姿势、衣着及体表情况;

3. 现场有关材料的提取　注意现场是否有遗留饮用水、食物等,提取送检,提取检材时注意不能破坏指纹及生物检材;

4. 注意现场有无呕吐物、排泄物及清扫痕迹;

5. 群体中毒事件 水、食材及接触物,提取送检;

6. 对周围环境的初步勘查 注意是否有异味气体,群众对周围环境异常情况的反应等,由专人进行排查;

7. 涉案人员的生活背景调查 是否有不良生活习惯、基础疾病等;

（三）环境污染事件对人体损害程度的判定

在环境损害法医学鉴定中,根据前述的该事件的案情调查以及现场勘查,完成对环境污染事件与人体损害程度的关联度、环境污染事件导致人体损害的后果的分级以及赔偿问题的判定。

四、国内外研究现状

环境损害司法鉴定在全世界范围内都属于新生事物。2000 年,美国 *Journal of Environmental Forensics*（《环境法医学》）杂志创刊。2002 年,在美国马萨诸塞州成立了国际环境法医学会。其后,一些发达国家,包括美国、英国、澳大利亚、挪威等,纷纷成立了有关环境法医学的科技研究中心。美国、英国的大学开始设置环境法医学的课程,并开始招收大学本科生及研究生。国外大学开始环境法医学教学与研究工作,是与社会对环境损害法医学有关知识与人才的需要紧密联系的。环境损害司法鉴定,不仅用于有关环境污染事件的法庭作证,同时参与环境问题的公共政策辩论,评估传统行为对环境改变的影响,公害引起的纠纷裁决等。环境损害司法鉴定的专家还需要追踪调查空气污染、水污染、土壤及地下水污染等造成环境污染的污染物的来源,描述污染物的物理化学特性,对生物的影响及可能存在的违法违规排放等。但截止到目前,尚未有针对环境污染人身损害的系统性理论与可操作性实践标准出台。

在国内,相关领域专家学者也进行了一系列探索。2001 年《最高人民法院关于民事诉讼证据的若干规定》（法释〔2001〕33 号）第四条第三项规定:"因环境污染引起的损害赔偿诉讼,由加害人就法律规定的免责事由及其行为与损害结果之间不存在因果关系承担举证责任"。随后,2019 年修订的《中华人民共和国固体废物污染环境防治法》、2017 年修订的《中华人民共和国水污染防治法》（下文简称《水污染防治法》）也都作了相同规定。2010 年,《侵权责任法》开始施行,其第六十六条规定"因污染环境发生纠纷,污染者应当就法律规定的不承担责任或者减轻责任的情形及其行为与损害之间不存在因果关系承担举证责任。"该规定进一步明确了环境损害司法鉴定过程中的因果关系的举证责任问题。后来,2014 年新修订的《中华人民共和国环境保护法》在引据了《侵权责任法》的相关规定后也对环境损害相关的因果关系举证责任问题做出进一步明确规定,其第六十四条指出:"因污染环境和破坏生态造成损害的,应当依照《侵权责任法》的有关规定承担侵权责任。"这成为我国确立的在环境侵权案件中,由污染者承担的证据规则。2015 年 1 月 1 日,《中华人民共和国环境保护法》（下文简称《环境保护法》）正式实施。新的环境保护法的特点是加大惩罚力度,主要以对污染企业的处罚为主。对造成严重的环境污染事件、人员伤亡、巨大财产损失的单位及个人需要追究法律责任。当年 12 月,中共中央办公厅、国务院办公厅印发了《生态环境损害赔偿制度改革试点方案》,文件指出"党中央、国务院高度重视生态环境损害赔偿工作。党的十八届三中全会明确提出对造成生态环境损害的责任者严格实行赔偿制度。"另外,"涉及人身伤害、个人和集体财产损失要求赔偿的,适用侵权责任法等法律规定"。紧接着,2015年12月,《司法部 环境保护部关于规范环境损害司法鉴定管理工作的通知》(司发通〔2015〕118号),就环境损害司法鉴定实行统一登记管理和规范管理环境损害司法鉴定工作作出明确指示。一是科学设置鉴定机构发展规划,按照统筹规划、合理布局、总量控制、有序发展原则,严格标准、严格程序、确保质量。二是科学确定鉴定事项,主要针对环境诉讼中需要解决的专门性问题,如确定污染物的物理化学性质;确定生态环境遭受损害的性质、范围和程度;评定因果关系;评定防止损害扩大、修复生态环境的措施或方案等,确定环境损害司法鉴定的主要领域。三是严格审核登记,针对环境损害司法鉴定专业性、科学性强的特点,建立环境损害司法鉴定评审专家库,制定评审办法,注重保障司法鉴定机构的中立第三方地位。四是加强监督管理。指导鉴定机构加强规范化建设,健全司法鉴定工作制度,加强内部管理。自2017年1月1日起施行的《最高人民法院、最高人民检察院关于办理环境污染刑事案件适用法律若干问题的解释》界定了"严重污染环境"的18项认定标准,对环境污染相关损害的后果认定进行了更加明确细致的划分,但迄今尚无相关具体规定详细说明环境污染致人身损害的司法鉴定问题具体如何实施。目前国内环境损害法医学还处于理论的探索阶段,尤其是环境污染对于人体损害的判定相关标准制定及实践应用还有待于进一步开发、总结和完善。

(闫 杰 蔡继峰 成建定)

第二章

环 境 损 害

第一节　环境损害概念及范畴

一、生态环境与环境损害

环境科学中所涉及的"环境"一词,通常以人为主体,即人类的环境,包括自然环境和社会环境。其中自然环境亦称地理环境,是指环绕于人类周围的自然界,包括大气、水、土壤、生物和各种矿物资源等。《环境保护法》中对"环境"的界定则较为具体,即影响人类生存和发展的各种天然的和经过人工改造的自然因素的总体,包括大气、水、海洋、土地、矿藏、森林、草原、湿地、野生生物自然遗迹、人文遗迹自然保护区、风景名胜区城市和乡村等。环境法医学中所指的环境泛指与人类生活与健康关系直接相关的生态环境。

生态环境的组成可分为非生物因素和生物因素两部分。前者不但包括水体、空气、土壤等无机环境自身,还包括其内部的温度、光、湿度、pH、氧含量等理化性质;后者则包括环境中全部生物有机体及其相互关系。人作为环境中的一员,与环境中的生物和非生物因素有着密不可分的联系。在以往的实践中,通常将人及人的相关利益作为一个独立的部分对待,但在对生态环境的损害进行整体考察时,应同时涵盖损害发生后对生态系统自身以及人身、财产两个方面可能带来的不利影响。

本书所述的环境损害,是指因污染环境、破坏生态,造成大气、地表水、地下水、土壤等环境要素和植物、动物、微生物等生物要素的不利改变及上述要素构成的生态系统功能的退化。国内外的相关立法普遍规定,生态损害的范围不但包括实际的损害,而且包括虽然还没有造成实际损害,但对维持和保护生态环境的良好状态产生重大紧迫威胁的情形。其中对于实际发生的损害,要求其对生态系统及其重要的组成部分产生了重大的负面影响。

"损害"一词在法律上常与"赔偿"连用,"损害赔偿"作为一种法律行为,是指"当事人一方因侵权行为或不履行债务而对他方造成损害时,应承担补偿对方损害的民事责任"。由于"损害"和"赔偿"在法律关系上的密切相关性,所以对危害环境的行为采用"损害"一词,有助于提醒人们:对环境造成损害者,也同其他的侵权行为一样,需要承担赔偿责任。另外,由于"损害"一词在广义上又可泛指一切使自己或他方蒙受损失的行为,所以对环境造成的"损害",也可做广义的理解,即这种损害不仅可以导致民事上的损害赔偿,而且还可以因其违反了行政法规,而需承担行政责任;甚至还可以由于其危害后果严重,已经触犯了刑律,因为必须为此危害行为承担相应的刑事责任。

二、国际上对环境损害的认识

环境损害（environmental damage），根据环境遭受污染的事实，常常称为"环境污染（environmental pollution）"，各领域学者从不同的角度对环境污染和环境破坏造成的损害给出不同的定义。联合国经济社会理事会（International Economic and Social Cooperation）也接受"环境污染"这种说法；而社会学者常称其为"环境毁坏（environmental disruption）"；经济学者称为"负性外部经济（external diseconomy）"或"社会消耗（social cost）"。

关于环境损害的概念，世界各国在立法上尚无统一的定义。环境损害国际公约采用"环境损害"来泛指环境危害行为造成的生态损害与人身、财产损害，如1971年的《国际油污损害赔偿基金公约》《1992年国际油污损害民事责任公约》；但也有一些国际公约及国家立法运用"环境损害"来指称"生态损害"，如欧盟《关于预防和补救环境损害的环境责任指令》及俄罗斯2002年的《俄罗斯联邦环境保护法》、英国2009年的《环境损害（预防与补救）赔偿规则》、德国2007年的《环境损害预防及恢复》等。此外，美国用"自然资源损害"（natural resource damage）来专指"生态损害"，如美国1980年颁布的《综合环境反应、赔偿与责任法》（CERDLA，又名超级基金法）及1990年颁布的《油污法》，在这两部法律中将因环境危害行为造成的自然资源损害与人身、财产损害统称为"损害"（damage）。根据《欧盟环境责任指令》规定，"损害"是指可能直接或间接产生的，可计量的某一自然资源的不利变化，或者可计量的某一自然资源服务功能的损害。

英美法系在立法上沿袭了传统的"妨害行为"，这一概念最初体现在土地相邻关系或地役权上，指的是"对他人的土地或对于土地有关的权利行使和供给，有不法的干扰行为（如排放或不防止排放各种有害物）。"后来，"妨害行为"又被分为"公益妨害（public nuisance）"和"私益妨害（private nuisance）"两种。其中公益妨害是指因不法行为或不履行法律规定的行为，致使社会上一般人的生命、健康、财产、安乐、自由、利益和便利等遭受危害；或对公众权利的行使产生的妨害。而私益损害则是指因不法行为或不履行法律规定的行为，致使私人的权益遭受危害。"妨害行为"的理论体系可分为两种：一为基于"不法妨害排除令状（assize of nuisance）"，以保护私益受侵害，其性质为侵权行为的一种类型或属于侵权行为责任领域之一；另一则为保护公益妨害，可构成轻罪而成为刑事上的犯罪，但同时也构成民事上的侵权行为。由于环境污染和环境破坏表现出来的往往是一种妨害性的危害，与"妨害行为"的特征、概念及内容相近，所以英美法系立法就利用"妨害行为"这一要领及其原理来概括因环境污染和环境破坏造成对他人的干扰性或损害性危害。

德国则在立法上采用了传统的"干扰侵害"，也就是"侵入"之意。这一要领原是指烟雾、音响、振动及声、光、电、热、辐射等不可称量的物质侵入邻地所造成的干扰性妨害或损害。"干扰侵害"源于《德国民法典》第906条的规定，即："对于瓦斯、蒸汽、臭气、煤烟、热气、音响、振动等的侵入，以及其他来自邻地的相类似干扰，如果该干扰并不妨碍土地所有人对其土地的利用或妨害仅系不重大者，则不得予以禁止；如系重大的干扰，且系其他土地依当地通行的方法利用土地而引起的，而且该干扰是其他土地的利用人依其经营上可期待的措施所能加以防止的，土地所有人应予以忍受；如果该干扰所造成的妨害超过预期程度，则土地所有人可要求其他土地利用人以金钱作相当的补偿。"由此可见，前者属物权法之范畴，强调利用共同关系和相邻共同关系，以请求排除侵害为中心；而后者则属债权法上的侵权行为,以损害赔偿为基础。但是相比之下,环境污染和环境破坏的概念范围比"干扰侵害"的范围要广得多。

法国立法上是采用"近邻妨害"来表达因环境污染和环境破坏造成的对他人的干扰性、妨害性危害的,其意义与德国的"干扰侵害"相近。日本立法上则是采用"公害"这一概念。日本《公害对策基本法》第2条就"公害"定义做出如下规定:"本法所称'公害',是指由于工业或人类其他活动所造成的相当范围的大气污染、水质污染、土壤污染、噪声、振动、地面下沉和恶臭气味,以致危害人体健康和生活环境的状况。"该概念中虽然"公害"的范围比较广泛,但由于"公害"一词的语义较为模糊,若从字面理解,可以解释为"公共的灾害"。

第二节　环境损害基本原因

环境损害产生的原因主要有人口过度增长、环境法律意识的淡薄和环境损害相关法律法规尚待完善等。

一、人口过度增长

(一)世界人口增长情况

目前,世界人口的发展特点是发达国家的人口增率保持不变或呈下降的趋势,而不发达国家人口增长率却呈上升趋势。20世纪50年代初期,非洲年均增长率为2.1%,而到1990年,已上升至3.02%。印度目前人口为13.24亿,若保持2%的年增长率,到2035年其人口总数将比中国多4.5亿,达18.5亿,居世界首位。

城市人口的增长在近20年内达到惊人的程度。如墨西哥城,在20世纪初期只有30万人,到1985年达1 800万人,约占全国人口的25%。根据目前趋势估计,到2025年,世界人口将达80亿;2070—2075年,当非洲人口达到简单更替水平后,世界人口数量将缓慢增长,到22世纪初,世界人口才能达到稳定值。联合国和世界银行都对此稳定值做了预测,到2100年预计世界人口低值为72亿,高值为149亿。

(二)我国人口增长情况

中国历史上一直是人口大国,公元初至17世纪中期,中国人口就达到了5 000万~6 000万,占当时世界人口的1/10;1684年中国人口首次突破1亿;1760年中国人口为2亿;从1760—1900年,经过140年,中国人口增长到4亿;到1947年中国人口达到5.4亿。

新中国成立以后,中国人口发展经历了四个阶段。第一阶段为1949—1957年的第一个人口高峰期,这个阶段的出生率升高和死亡率下降的幅度都较明显。第二阶段为1958—1961年的人口发展低谷期,这一时期正是我国三年困难时期,死亡率开始逐年回升,出现了新中国有史以来唯一的一次负增长。第三阶段为1962—1973年的第二个人口高峰期,这一阶段我国经济开始回升,人民生活开始逐渐改善,从而产生了长达12年的第二个生育高峰。第四阶段为1974—1984年的人口发展下降期,这一时期由于我国开始抓计划生育工作,形成人口增长逐年下降的趋势。

人口膨胀的形势对环境的压力是巨大的。庞大的人口对粮食等农产品的需求压力迫使人们高强度使用耕地,结果导致大量耕地被毁、土地退化、自然灾害频繁、污染危害加重,生态平衡受到了严重破坏。人口增长必然要开垦土地、兴建住宅、采伐森林、开辟水源。改变了自然生态系统的结构和功能,使生态平衡和人类生存的环境受到了损害。

二、环境法律意识淡薄

基于"环境是无主物"的错误思想,导致环境法律意识淡薄,使环境损害问题日趋严重。环境与其他权利义务的标的物确有不同,它在多数情况下并非某特定的个体所独享,既然没有特定个体对环境享有所有权,那么,便可以把环境看成是无主物。对无主物的损害自然没有人来主张权利,对环境的损害也就不必承担任何法律责任。

环境法律意识的淡薄在受害一方则表现为对自己环境权的漠视。20世纪70年代初,诺贝尔获奖者、著名的国际法学者雷诺·卡辛提出要将现有的人权原则加以扩展,以包括健康和幽雅的环境在内,人类有免受污染,获得清洁的空气和水的相应权利。卡辛认为,环境权应包括保证有足够的软水、纯净的空气等,最终保证人类得以在这个星球继续生存。20世纪70年代发表的《东京宣言》指出:"我们请求,把每个人享有其健康和福利等要素不受侵害的环境权利,以及当代传给后代的遗产应是一种富有自然美的自然资源的权利,作为一种基本人权,在法律体系中确定下来。"1972年联合国人类环境会议通过的《斯德哥尔摩人类环境宣言》中第一条指出:"人有在足以保持尊严和福利的环境中享有自由、平等和丰富的生活条件的基本权利,并且负有保证和改善这一代和世世代代的环境的庄严责任。"

按照这一环境权的概念,公民在健康优美的环境中生存的权利,实际上是公民与生俱来的应有权利。工厂的排污行为污染了空气,使得人们在优美的环境中生存的权利受到了侵犯,因而,作为受害的公民便有权对工厂提起诉讼,要求其停止侵害,并对其排污行为给受害公民带来的经济损失和精神损害进行民事赔偿。但现实生活中能够主张自己环境权的公民却为数不多。许多公民并不知道自己还享有环境权,不知或者不敢诉诸法律。正是这样不知和不敢的存在,一定程度上使得排污单位的无所顾忌和各种形式的环境损害日益严重。

三、环境立法待完善

环境污染常常被看作是经济发展所不可避免的副产品。自然环境是人类赖以存在的基础,伴随人类社会的发展,对自然资源的需求不断增加,但是由于人类认识水平、技术和管理能力的限制,环境损害事件时有发生。

我国已经初步建立了环境损害监测、评价与赔偿体系,并确立了一些具体的法律制度。但是立法体系还不完善,法律规定之间还存在一些矛盾冲突,有些制度还未建立或健全,亟待完善。为应对严峻的环境保护形势,解决影响经济社会可持续发展面临的突出环境问题,破解生态环境损害救济不力的现状,有必要加强环境监管,健全生态环境保护责任追究制度和环境损害赔偿制度。

第三节　环境损害的后果

环境的损害通常导致两个层次的后果：一是改变了生态系统的理化性质、侵害生态系统中的生物组成及其生存状态，但未造成人身损害或财产损失；另一个是经由对生态系统的损害导致对人身与财产的损害。这两种损害侵犯的主体有所区别，权益也不尽相同。第一种损害侵犯的是生态系统中生物生存与发展的生态权益；第二种损害在发生第一种情形的基础上，进一步侵犯了以人为主体的人身权与财产权。其中生态系统损害是最初始的损害及环境损害后果的起因，损害对象主要包括大气、淡水、海洋、土壤、植被、生物等。

一、大气环境污染损害

大气环境污染损害是指排放到空气中污染物的数量达到一定程度，以至降低空气质量标准和破坏生态系统，对人和生物造成危害。大气污染的成因可以来自自然界因素，但主要还是来自人类活动，如生活废气、工业废气的排放等。大气受污染的现象在全球各地都非常普遍，对环境污染的程度往往较为严重。

人类生活中常见的大气污染来自工业废气、汽车尾气中含有的二氧化硫和氮氧化合物等，在进入大气后融入空气中的小水滴可使雨水呈明显酸性，进而形成酸雨。酸雨会导致湖泊酸化、遏制森林生长，甚至引发鱼类和森林的大面积死亡。工业生产所排放的废气中往往含氯、铅、汞、砷等有毒物质，这些有毒物质被生物吸收后会影响其生长发育甚至导致其组织发生癌变。

大气污染还会造成地球大气臭氧层破坏和温室效应。臭氧层能吸收太阳光中的紫外线，从而保护地球上的生物不被过量的紫外线所伤害。而工业废气中的氯氟烃等成分会对臭氧层造成破坏甚至造成臭氧层空洞。工业废气和汽车尾气中的主要成分是二氧化碳，而二氧化碳是典型的温室气体。资料显示，近一百年以来全球平均温度升高了 0.5℃。若温室气体的排放得不到有效控制，按目前的速度计算，再过二十年全球平均气温还将再升高 2~3℃，那时的地震、海啸等自然灾害将更加频繁。

二、淡水资源环境污染损害

淡水资源是指在地球水圈内，除海水、卤水以外的水资源，包括地下水、地表水、冰川水、大气水等。淡水资源是人类生存和发展不可缺少、不可替代的自然资源，是人类生存环境的基本要素。水资源损害是指人类排放的污染物进入水体后，其污染程度超过了水体的自净能力，从而导致水体质量下降，影响人类及动、植物对水资源正常使用的现象。随着经济的发展，人类向水体排放污染物的现象日益普遍，水资源遭受的损害程度也在不断加剧，水资源损害是生态环境受损的又一重要表现形式。我国的水资源日益紧缺，人均淡水资源量低，淡水资源的时空分布不均衡，水资源利用效益差，浪费严重等现象都是我国目前水环境面临的严峻问题。并且伴随着水环境污染的蔓延，不少地区和流域的水污染呈现支流向干流延伸、城市向农村蔓延、地表向地下渗透、陆地向海洋发展的趋势。我国传统的社会经济发展模式以"高投入、高消耗、高污染"为特点,导致环境质量整体恶化,其中水环境恶化更为堪忧。可利用水资源的匮乏已经成为制约我国经济发展的重要因素之一。

造成我国水资源环境污染的因素和影响后果主要体现在以下几个方面:

（1）工业排污:工业废气如二氧化硫、二氧化碳、氮氧化物等污染物会随降雨落到地面,对地表径流和地下水造成污染;未经处理的电镀、冶炼、酸洗、石油化工等有毒有害废水会带来严重的水污染;高炉矿渣、煤灰、硫铁渣、洗煤泥、尾矿及污水处理厂的淤泥等,由于露天堆放或地下填埋隔水处理不当,经风吹雨淋,其中的有毒有害物质随降水直接对地表径流或地下水形成水污染。

（2）城市生活污水:随着城市人口的不断增加,城区的老旧下水道和污水处理设施不堪重负,设施设备与整个城市建设和工业生产的发展速度不相适应,导致废水处理不彻底、不及时,进而引起城镇及周边地区的水污染呈累积效应。

（3）农村污水源:农村生活垃圾处理不当,露天堆放,其渗漏液污染地表水和地下水,威胁饮水和农产品安全。此外,由于农村污水处理系统建设的滞后,不能对生活污水进行统一的收集和处理,致使农村地区生活污水对水资源的污染呈上升趋势。

三、海洋环境污染损害

海洋环境污染损害属于特殊的环境侵权类型,由于海洋环境本身的特征和属性,使得海洋环境污染较一般环境污染更要复杂。《中华人民共和国海洋环境保护法》(下文简称《海洋环境保护法》)第九十四条规定,"海洋环境污染损害是指直接或间接地把物质和能量引入海洋环境,产生损害海洋生物资源、危害人体健康、妨碍渔业和海上其他合法活动、损害海水使用素质和减损海洋环境质量等有害影响。"

海洋环境污染具有以下的特点:①污染来源广泛。人类活动产生的废物最后大多进入海洋。如向海域排放的含放射性物质的废水、工业残渣、酸碱液或有毒液体;向岸滩弃置的失效或者禁用的药物和药具,或采用不正当的稀释、渗透方式排放有毒、有害废水的;挥发到空气中的有毒物质经风吹雨打沉降入海洋;海上船舶排污和海损事故造成的石油和其他有害物质流失入海洋;海上石油勘探开发活动向海洋泄漏的石油等。②影响范围大,程度深。海洋环境污染不仅对海洋生物资源构成严重的威胁和损害,而且破坏海洋生态平衡,造成海水使用素质的下降,甚至危害人体的健康。一些不合理的海岸工程会造成航道淤积,影响交通运输业,破坏海域的生态平衡。海洋环境污染还会破坏海域的自然景观,影响海滨旅游业和海上体育运动事业的发展。污染物得不到分解,长期在海洋环境中积聚,并随着海流运动扩散,可使危害范围进一步扩大。③海洋环境污染具有反复性、连续性、不可恢复性的特点。

四、土壤环境污染损害

土壤是指陆地生物生长或生活的地壳岩石表面的疏松表层,其厚度一般在2米左右。土壤主要由矿物质、有机质、水分和空气组成,是一个复杂的系统,是人类赖以生产、生活的物质基础。按其利用类型进行分类,一般可分为耕地、林地、牧地、水域、城镇居民用地、交通用地、其他用地等。

土地资源损害是指目前或可预见到的将来,可供人类农、林、牧等行业利用的土地,受自然原因或人为活动影响,使土壤的性质、组成及性状等发生变化,破坏土壤的自然生态平衡,并导致土壤的自然功能失调、水土流失、土地质量下降、生产力降低的情况。损害行为是包括直接或者间接向土壤表层或地下引入化学物质、药物制剂、生物或微生物元素进而对土壤功能造成了不利影响,并因此对人类健康造成了严重威胁。

根据《中华人民共和国土壤污染防治法》第二条规定:"本法所称土壤污染,是指因人为因素导致某种物质进入陆地表层土壤,引起土壤化学、物理、生物等方面特性的改变,影响土壤功能和有效利用,危害公众健康或者破坏生态环境的现象。"土壤污染主要途径有:①不合格的、长期大量使用化肥、农药和农用地膜等农用化学品,易造成土壤污染。②大气沉降。大气中有害物质形成酸雨,通过沉降和降水降落到地面,引起土壤酸化。金属氧化物粉尘,则在重力作用下沉降进入土壤,造成土壤污染。③垃圾废弃。工业固体废物不断向土壤表面堆放和倾倒,经由日晒、雨淋、水洗,使重金属移动并向周围土壤扩散,引发土壤污染。

土壤污染物质的种类主要包括对生物有危害作用的元素和化合物,主要是重金属、放射性物质等无机物质等,以及残留农药、富养肥料等有机化合物;来自工厂的固体废弃物等物理污染物;带有各种病菌的城市垃圾、废水废物以及厩肥等生物污染物等。

五、生物资源损害

英国植物学家坦斯莱在20世纪30年代首次提出了生态系统的概念,指的是一定时间和空间范围内栖居着的所有生物与非生物的环境之间由于不停地进行物质循环和能量流动而形成的一个相互影响、相互作用,并具有自我调节功能的统一整体。对生态系统的损害不仅包含对大气、地表水、地下水、土壤等环境要素的损害,还包括对植物、动物、微生物等生物资源的不利改变及上述要素构成的生态系统功能的退化。

生物资源是生物圈中一切动、植物和微生物组成的生物群落的总和。生物资源具有再生功能,如利用合理,并进行科学的管理,是能按照人类意志繁殖更生的。但人类不合理的生产和生活活动会导致生物种群的数量和质量的下降,甚至导致生物物种灭绝的现象。生物物种是生态系统中的一个个相对独立又相互联系的组成元素,环境污染与破坏行为会对生物物种的个体特征、物种多样性、生物群落结构、物种数量、物种的生态服务功能等造成损害。而生物物种的损害将对生态系统的结构和生态系统的服务功能产生不利影响。欧盟《关于预防和补救环境损害的环境责任指令》中明确将"损害"限定为自然资源的不利变化或者生态服务功能的损害,包括对受保护物种和自然栖息地的损害,该损害是指任何对达到或者维持这些物种或栖息地的良好保育状况有重大不利影响的损害。

实践中对生物资源损害的调查和确认通常包含以下几个方面:死亡率是否有改变;关键物种种群密度或生物量变动;动植物物种组成、生物多样性水平;生物体外部形态,骨骼变形或内部器官和软组织畸形,组织病理学水平的是否有损害。对生态系统提供的服务功能受损程度通常用生态系统面积、生物量或初级生产力来表述。必要情况下,也可以用固碳量、释氧量、水源涵养量等生态系统服务量来表述。

(一)植被资源损害

野生植物和野生动物一起作为构成自然生态系统的两类重要自然生态资源,野生植物资源起着更加基础性的作用,如进行光合作用,并转化为能够给其他物种带来能量的物质,是整个野生动物食物链的基础,同时野生植物群落也为野生动物的生存和繁衍提供了赖以生存的栖息环境。

我国是野生植物资源最为丰富的国家之一,仅高等植物就有 3 万多种,居世界第 3 位。随着人口增加和某些地区过度盲目开发利用,我国野生植物面临着资源锐减、生境恶化、分布区域萎缩、相应物种濒危程度加剧等严峻形势,加之开发利用不当、保护不得力导致很多野生植物资源面临更大危险,甚至濒临灭绝。上述问题必将对人类正常生活产生巨大威胁,其中植被损害的危害尤为巨大。

植被损害指的是不合理利用与砍伐造成了森林植被、草地植被及水生植被的面积减少、植被组成发生变化、植被功能丧失、景观破碎化、可再生和恢复能力下降等。植被损害还会对植物、动物、微生物的个体特征、群落结构、其存在的生态系统结构、生态服务功能产生深刻的负面影响。植被损害的评估内容包括评估区域和补偿性恢复备选区域的植物群落建群种、分布面积、密度、生物量、是否有保护物种分布和保护物种的级别、植物群落的受损程度,以及主要动物物种密度、出生率、死亡率、繁殖率、生境、是否有保护物种分布和保护物种的级别、动物的受损程度等情况。

(二)动物资源损害

我国幅员辽阔,野生动物资源非常丰富,拥有野生脊椎动物达 4 400 多种,占世界该类动物种类总数的 10% 以上;哺乳动物 499 种,居世界第 5 位;鸟类 1 186 种,居世界第 10 位;两栖类 279 种,居世界第 6 位;爬行类 412 种,占世界爬行类总数的 6.5%;鱼类约有 3 400 种,占世界鱼类总数的 12.1%;我国有已定名的昆虫 30 000 多种。我国的野生动物不仅种类繁多,还有闻名世界的特有动物 100 余种。我国野生动物资源有两大特点,一是特产珍稀动物多,如大熊猫、金丝猴、扭角羚、台湾猴、华南虎、白鳍豚、扬子鳄、黑颈鹤、褐马鸡等;二是经济动物多,如熊、猴、鹿、麝、黄羊、野猪、雁鸭类等,计有 400 多种。这些宝贵的野生动物资源,作为生态系统的重要组成部分,以不同的方式在我们人类赖以生存的自然环境中发挥着独特而重要的作用,保持其多样性和正常种群数量是目前环境保护工作的重要任务,如其发生损害,将对我们人类的正常生活产生不同程度的影响。

由于我国人口持续增长和经济发展,对自然资源的需求不断增加,严重地破坏了自然环境和生态系统,对动物资源造成严重损害。耕地和森林的不合理开发利用直接导致了生物生存环境的破坏,影响物种的正常生存。同时,环境污染给许多生物的生存带来巨大的威胁。城乡污水、大气污染物等大量排放,特别是酸雨的危害,重金属以及长期滞留的农药残毒的富集,使许多水陆生物濒临灭绝,生态系统严重失衡。此外,生境丧失和破碎是生物多样性降低的主因。生境破碎化是指在人为活动和自然干扰下,大块连续分布的自然生境被其他非适宜生境分隔成许多面积较小的生境斑块(岛屿)的过程。据估计,在现已确定灭绝原因的 64 种哺乳动物和 53 种鸟类中,由生境丧失和破碎导致的有 19 种和 20 种,分别占 30% 和 38%。因生境丧失和破碎化而受到灭绝威胁的物种比例则更高,在哺乳动物和鸟类中占 48% 和 49%,在两栖动物中则高达 64%。

第四节　环境损害对人类的影响

生态环境是人类赖以生存的基础,一旦环境生态产生损害,会直接或间接对人类的生活产生影响,其严重程度往往与生态损害的程度息息相关,主要表现为对人类身体结构和功能、精神和财产等方面的损害影响。

一、对人类身体结构和功能的损害

根据环境卫生学理论,人类在开发和利用自然环境资源,创建新的生存环境的同时,又将生产生活活动中产生的废物排入环境,当排入环境中的废弃物数量或浓度超过了环境的自净能力,造成环境质量下降和恶化,影响人体健康,即环境污染,也称公害。环境污染造成的人身损害是一种环境侵权行为,主要是指因产业活动及其他人为原因,导致生态自然环境的污染和破坏,并因而破坏他人身体生理功能的正常运作和身体功能的完善发挥。因污染环境行为导致人的生命健康遭受侵害,包括造成人体疾病、伤残、死亡或精神状态的可观察的或可测量的不利改变。

环境污染对人体健康的影响,有下列特点:第一,环境污染对人体健康的影响范围大;第二,健康损害是低剂量长时间作用结果;第三,环境污染的健康损害是多途径多因素同时联合作用,环境污染物可以通过空气暴露、饮水或食物摄取(通过食物链富集)途径进入人体,进而危害健康;第四,环境疾病难治疗,预后差,潜伏期长,病程进展不易察觉,一旦出现临床症状时,往往缺乏有效的救治方法。在实践中,对于环境损害致人身损害的影响持续时间的评估,应以污染环境行为发生日期为起点,持续至污染环境行为导致人身损害的可能的最大潜伏期。

在个体水平上的人身损害应从以下几个方面进行考虑:致个体死亡的;致伤伤残的;临床检查可见特异性或严重的非特异性临床症状或体征、生化指标或物理检查结果异常,明确诊断为某种或多种疾病的;未确定为死亡、伤残或疾病,为预防人体出现不可逆转的器质性或功能性损伤而必须采取临床治疗或行为干预的。

在群体水平上,环境损害严重时可以引起居民患病率或死亡率增加,人群的反应程度呈金字塔形分布。在环境有害因素作用下产生的人群健康效应,是由人体负荷增加到患病死亡这样一个金字塔形的人群健康效应谱所组成。群体水平的人身损害应考虑以下几个方面:调查人群与对照人群在疾病频率(如发病率、死亡率等)、生理生化指标或临床物理检查结果等是否存在显著性差异;调查人群疾病频率(如疾病、死亡、伤残等)是否存在显著的空间聚集性。

二、对人类精神的损害

环境损害中的精神损害是区别于人身损害和财产损害的一种精神利益的伤害。一般而言,环境损害中的精神损害是指侵权行为损害了受害人的人身权或财产权的同时,还导致了受害人心理、生理的痛苦或精神利益的丧失、减少。例如受害人肉体痛苦、精神折磨、生命缩短和丧失亲人的痛苦等。环境损害行为作为一种特殊侵权行为,往往侵害的对象十分广泛,受害人众多,赔偿数额可能巨大。

环境损害中的精神损害可分为两类:一类是因为环境污染等行为侵害了权利主体的身体权、健康权、生命权而使其产生了精神上的痛苦;二是因为侵害了权利主体的财产权,致使其产生恐惧、悲伤、绝望等情感而造成精神折磨。

环境损害致精神损害的评估和鉴定通常包括以下几个方面:

（1）环境损害的危害程度。不同的环境损害影响到不同人身上，其精神损害程度显然有所不同。在一般情况下，受害人死亡对亲属的精神损害要大于受害人伤残对亲属所导致的精神痛苦。同样，在同一区域污染物超标排放得越多，环境质量下降得越快，其侵害的强度通常越严重。

（2）环境损害的危害时间。危害时间的长短对精神损害的程度有较大影响。通常危害的时间越长，对受害人的精神折磨越严重。许多环境损害的受害人是在长期的危害中产生精神障碍。此外，侵害时间还要区分白天和夜间，如相同强度的噪声在夜间可能构成危害，在白天则不一定。

（3）环境损害的危害地点。通常生活区的环境质量要求要高于工业区的环境质量要求。因而同一环境污染行为，发生在生活区所要承担的赔偿责任要大于发生在工业区的赔偿责任。

三、对人类财产的损害

环境损害所致人类的财产损害，是指因污染环境或破坏生态行为直接造成的财产损毁或价值减少，以及为保护财产免受损失而支出的必要的、合理的费用。它主要是指针对财产所进行的赔偿，民事责任主要是一种财产责任，并以对被损害的民事权利给予经济补偿，使其恢复原状为目的。因此，损害赔偿的范围并不取决于行为人的主观过错程度，而取决于其行为所造成的客观后果。

财产损害根据损失的形态不同可分为直接损失和间接损失。直接损失也称为积极损失，是指既得利益的丧失或现有财产的减少。间接损失又称消极损失，是指可指利益的损失，即未来财产的减少。前者如医疗费、丧葬费等支出，后者如利润损失、利息损失等。环境损害导致的财产损失在环境污染致人损害的民事责任上，不仅要考虑到受害人的直接损失，也要考虑到受害人的间接损失、可得利益的损失，如可得利益是在通常情况下可以预期得到的利益。

我国《中华人民共和国民法通则》第一百二十四条规定："违反国家保护环境、防止污染的规定，污染环境造成他人损害的，应当依法承担民事责任。"《环境保护法》第六十四条规定："因污染环境和破坏生态造成损害的，应当依照《中华人民共和国侵权责任法》的有关规定承担侵权责任。"第六十九条规定："违反本法规定，构成犯罪的，依法追究刑事责任。"同时，环境作为公共资源，环境污染往往不仅给企业、个人造成损失，亦给国家造成重大的损失，此时国家作为受害人，可由检察机关提起环境污染损害赔偿的公诉。

涉及环境污染致财产损害的确认应满足下列条件：①造成国家、集体或个人财产物理性损坏的；②造成国家、集体或个人财产功能性损坏的；③造成国家、集体或个人财产实际价值减少的；④防止财产因环境污染或生态破坏造成进一步损毁而额外支出的费用；⑤造成法律规定的其他损坏情形的。财产损害鉴定评估内容包括：因环境污染导致的财产损毁或价值减少以及清除财产污染支出的额外费用等财产损害的确认、污染环境或破坏生态行为与财产损害间的因果关系判定和财产损害数额评估三部分内容。

（孟凡明　洪仕君　邓建强　王翔）

第三章

常见致损物及检测

第一节　常见致损物及致损机制

环境法医学涉及重建环境污染的污染源、污染物的定性定量、污染时间、历史浓度、释放途径等事项。环境中常见致损物有重金属类、农药、粉尘类、污水排放物、化工原料及副产品等。下文将逐一介绍上述不同类别物质的致损机制。

一、重金属类

自然界的金属元素能通过饮水、食物以及生产、生活环境接触进入人体。有些金属元素在维持人体生命活动中所必需,如钙、铁、锌、铜等,称为营养素;有些金属元素对人体有明显的毒性作用,如铅、汞、铊、铬、镉等,称为有害金属。由重金属或其化合物造成的环境污染称为重金属污染,如水俣病是由汞污染所引起;痛痛病(也称骨痛病,Itai-Itai disease)是由炼锌工业和镉电镀工业所排放的镉所致;汽车尾气排放的铅经大气扩散等过程进入环境中,已造成地表铅的浓度显著提高,致使近代人体内铅的吸收量比以往增加了约 100 倍,损害了人体健康。

当人类活动或生物、地理等变化导致环境中重金属含量远超自然界常规含量时,则会造成污染。土壤无机物污染以重金属比较突出,主要是由于重金属不能为土壤微生物所分解,而易于积累,或转化为毒性更大的化合物。如慢性镉污染是土壤污染引起健康危害的典型例子,土壤镉污染造成稻米中的镉含量增高,人类长期食用可引起慢性镉中毒,又称"痛痛病"。

土壤中的重金属污染可能为自然来源,如火山爆发、矿石浸出、动物排泄等。但是,化工、采矿、冶金等人类活动仍是土壤重金属污染的主要原因。此外,交通排放、垃圾焚烧处理、城市污水、化肥使用等也可造成土壤重金属污染。大多数化石能源都含有一定量重金属。例如,由于汽车排放,道路沿线的耕地易于出现铅、锌、铬、镉、镍、铂等重金属污染。其中,镉污染的来源可能为汽车的润滑剂,镍污染来自汽油添加和汽车含镍部件与空气的摩擦,锌由于其抗腐蚀性则广泛用于涂料。此外,磷肥中镉含量较高,而无机铜杀虫剂中铜含量较高,含砷化合物也用于许多果树的杀虫剂。

环境对非生物功能的金属容忍度较低,而对具有生物功能的必须金属容忍度较高。铁、锌、铜、镍、钴等对于微生物至关重要,广泛参与微生物的代谢与氧化还原过程。例如,铬能够刺激天蓝色链霉菌的生长和放线紫红素的合成。但是,高浓度的重金属对生物多项功能有抑制甚至毒性作用,其对土壤微生物的负面作用会导致土壤中有机物降解减缓、土壤呼吸(未扰动土壤中产生二氧化碳的所有代谢作用)降低、土壤多样性降低以及多种土壤中的酶活性降低。

对毒物短期暴露引起的中毒为急性中毒,相关的指标为致死中浓度(lethal concentration 50, LC_{50})与半数致死量(median lethal dose, LD_{50})。例如,金属钡相对无毒,对鸟类和哺乳动物的 $LD_{50}>5\,000mg/kg$,在水体中,其对鱼类的 $LC_{50}>100mg/L$;金属镉中等毒性,其对鸟类和哺乳动物的 $LD_{50}500\sim5\,000mg/kg$,对鱼类的 $LC_{50}10\sim100\ mg/L$。

1. 铅　铅(lead, Pb)是重金属污染物中毒性很大并且以神经毒性为主的一种重金属元素。铅进入机体的主要途径是呼吸道和胃肠道,液体铅化合物也可以通过皮肤接触进入人体。被吸收入血后主要结合于红细胞膜上被运输至全身各组织,以肝、肾含量最高,其次为脾、肺和脑。被吸收的铅主要通过与蛋白分子中的巯基结合,抑制多种酶的活性而发挥毒性作用。同时铅可抑制血红蛋白合成过程中许多酶的催化作用,其中最敏感的氨基乙酰丙酸合成酶阻碍红细胞游离原卟啉(FEP)与铁结合从而引起血中 FEP 堆积,血红蛋白减少,造成低色素性贫血。铅在体内半衰期长,主要对神经、造血、消化、心血管、泌尿及免疫等系统产生危害。

含铅汽油的使用、铅锌矿开采冶炼、蓄电池生产等是铅污染的重要来源。除此之外,铅污染还有其他几种来源:①工业三废和汽油的燃烧:含铅的废气、废水、废渣排放,某些交通工具排放的废气中含有大量的铅,均造成环境铅污染;②食品容器和包装材料:陶瓷、搪瓷、铝合金、马口铁等材料制成的食品容器和食具等含有较多的铅,在某种情况下,如盛放酸性食品时,铅溶出而污染食品;③含铅农药的使用造成农作物的铅污染;④含铅的食品添加剂或加工助剂的违规生产与使用造成对食品的污染;⑤某些劣质的文化用品,如印刷品、大版面及多版面的报纸等。

人体可通过手—口、母婴等多种途径暴露于铅污染,如铅尘土、用品或玩具脱落的含铅漆皮。翻阅印制品后不洗手直接取食物进食,儿童接触或吮吸涂有油漆的玩具等行为均能导致铅摄入。母亲孕期和哺乳期接触到的铅污染可以增加胎儿或幼儿体内的铅含量。母亲孕期反复暴露于高浓度的铅,可造成新生儿贫血、低体重、出生缺陷,甚至死亡。血铅值反映短期内机体的铅摄入量,是人体铅暴露水平的重要指标。人体吸收的铅约90%储存于骨骼,部分铅可经尿液和粪排出。

含铅废气排入大气、水环境中对居民产生严重不良影响。根据估算,大气铅浓度每升高 $1\mu g/m^3$,居民血铅浓度平均增加 $50\mu g/L$。此外,室内含铅涂料的使用也会造成室内空气的铅污染。

铅属于全身性毒物,可影响神经系统、消化系统、泌尿系统、免疫系统、造血系统、心血管系统等多个系统。铅对儿童的毒性尤甚。相较于成人胃肠道对铅 10% 的吸收率,1~3 岁幼儿的吸收率高达 50%。另外,由于儿童时期血 - 脑屏障发育不全,铅可积累并影响脑海马部位,通过干扰神经递质的摄取、释放和与受体结合等方式影响神经细胞,造成儿童神经行为功能和智力的损害。当儿童血铅达到 $100\mu g/L$,可出现听力损伤、δ- 氨基乙酰丙酸脱水酶(δ–ALAD)活性抑制和学习记忆能力下降;血铅含量达到 $100\sim150\mu g/L$ 时,会出现认知功能受损,同时也可观察到维生素 D_3 水平降低;血铅含量达到 $150\sim200\mu g/L$ 时,会出现红细胞原卟啉升高;血铅含量达到 $250\sim300\mu g/L$ 时,血红蛋白合成减少;血铅含量达到 $400\mu g/L$ 时,尿

δ-ALAD 和粪卟啉增加；血铅含量达到 700μg/L 时，出现贫血；血铅含量达到 800~1 000μg/L 时，则会发生铅性脑病。

2. 汞　汞（mercury，Hg）是对人类最具危害性的重金属之一。汞在常温下容易蒸发，气态汞可被人体肺泡吸收，环境中的汞化合物还可以通过皮肤、消化道进入人体。食物链对汞有极强的富集能力，在生物富集作用下，水生生物对汞大量富集，汞含量远远高于水体中的汞含量，有些海洋生物对汞的富集能力达到 20 万倍。汞通过不同途径进入血液循环后，在血浆内迅速弥散至红细胞内氧化为一价汞离子，进而氧化为二价汞离子后产生毒作用，氧化作用主要在红细胞和肝内进行。一部分在血液内的汞尚可通过血－脑屏障和胎盘。汞被吸收后主要分布于肾、肝，也可存在于脑、肠黏膜、皮肤、脾和睾丸。汞在肾内的蓄积量比其他器官高 150 倍，因此，汞对肾的损害尤其明显。

汞的毒性主要在于它可与细胞膜或胰蛋白酶内的巯基和二硫基结合，不易分离，从而降低酶活性，损害细胞结构，影响细胞功能。而它在体内生成的化合物硫化汞可使组织细胞的蛋白质变性、坏死，并可在毛细血管内皮细胞处沉着，使血管壁坏死。有机汞以短链烷基汞为主，是通过食用水产品的途径进入人体内的。有机汞易于在人的中枢神经系统、肝脏和肾脏中积累，其毒性远远大于无机汞。

汞污染有以下几种来源：①大气中汞的主要来源为煤和石油的燃烧，含汞金属矿物的冶炼和以汞为原料的工业生产所排放的废气；②土壤中汞的来源主要由于使用含汞农药和含汞污泥肥料；③水体中汞及其化合物的主要来源为工矿企业中汞的流失和含汞三废的排放。汞被广泛应用在工农业生产和医药卫生行业，如仪表、化工、制药、造纸等工业。全世界每年将消耗数千吨的汞，其中一半经废水排入环境，造成环境的污染。大气中的汞随风飘散，一部分降落到地面或水体中，土壤中的汞亦可挥发进入大气，由降水淋洗进入地面水和地下水中。排入水体中的汞通过食物链和生物富集作用，在水产品中浓集。

汞在环境中以金属汞、无机汞和有机汞形式存在。正常土壤中汞含量为 0.03~0.3mg/kg；河水、湖水以及内陆地下水的汞含量一般不超过 0.1μg/L，某些泉水中可达 80μg/L；雨水中汞的平均含量为 0.2ng/m³。我国水质卫生标准（GB 5749—2006）规定生活饮用水中汞含量不得超过 1μg/L。

长期暴露于被汞（甲基汞）污染的环境中可引起慢性甲基汞中毒。水中胶体颗粒、悬浮物、浮游生物等可吸附汞，沉降入底层泥沙，汞可被底泥中的微生物转化为甲基汞或二甲基汞，甲基汞可溶于水。水体甲基汞污染可导致污染物在鱼类、贝类等水生生物体内富集，进而造成食用这些水生生物的人体内甲基汞蓄积并引起中枢神经系统损伤为主要表现的中毒。此类中毒最突出的是神经精神症状，早期表现为神经衰弱综合征，严重者可出现神志障碍、昏迷等。甲基汞所致的小脑受损可出现笨拙踉跄步态、书写困难等共济失调现象。脑神经受损时，出现向心性视野缩小、听力减退等。日本熊本县发生的水俣病即典型的慢性甲基汞中毒。当地的氮肥厂废水直排入水俣湾，当地人长期食用含甲基汞的海产品导致慢性中毒。我国松花江上游化工企业也曾长期排放含汞废水，造成沿江渔民陆续出现慢性甲基汞中毒的病例。

甲基汞经消化道进入人体后，在胃内与胃酸作用生成氯化甲基汞。95% 的氯化甲基汞可经肠道吸收进入血液，在红细胞内与血红蛋白的巯基结合，随血液分布到脑、肝脏、肾脏等组织。中毒者脑组织的甲基汞含量为血液中甲基汞含量的 6 倍，在其他组织中的含量由高到低依次为肝脏、肠壁、心、肺、呼吸道黏膜和皮肤。睾丸、甲状腺、头发、指甲等器官和组织内也有甲基汞蓄积。由于其脂溶性高，甲基汞可通过血 – 脑屏障和胎盘，脑组织富含类脂质，与脂溶性的甲基汞亲和力高，易于甲基汞蓄积。甲基汞对成人脑组织的损害会影响大脑皮层的运动区、感觉区和视觉听觉区，也可影响小脑；对胎儿脑的侵害则遍及全脑，出生后为先天性水俣病患儿。此类患儿的病理检查可见典型甲基汞病变，如小脑颗粒细胞萎缩、弥漫性髓质发育不良、胼胝体和锥体束发育不良，表明损伤发生在胎儿初期。患儿大都在出生3个月后开始出现各种症状，如出现原始反射、神经迟钝、斜视、咀嚼吞咽困难、肌肉萎缩、大发作型癫痫、动作协调障碍、语言困难、阵发性抽搐等。水俣病患儿随着年龄增长，可出现明显的智力低下、发育不良和四肢变形等。

水俣病病程中，各种损害呈进行性和不可恢复性。甲基汞中毒的动物模型研究发现：包括颗粒细胞和浦肯野细胞异位在内的局灶性小脑发育不良；脑干以及包括海马、杏仁核在内的边缘系统的神经元出现退行性病变，海马和杏仁核的神经元数量减少，而齿状回的神经元数量增多；神经节内可见散在大型神经元被吞噬细胞浸润，神经元的线粒体变性；神经远端轴索变性及髓鞘崩解，大量吞噬细胞浸润。

甲基汞造成机体损伤包括如下已知分子机制：①甲基汞抑制 β– 微管蛋白，进而干扰神经元的内部结构，破坏线粒体的结构，干扰神经递质的释放；②甲基汞在体内代谢转化过程中产生自由基，同时也可结合谷胱甘肽，降低机体清除自由基的能力，造成 DNA 碱基和核糖氧化，也可使脑中脂质过氧化物含量增加；③甲基汞特异性抑制星形胶质细胞对谷氨酸盐的摄取，干扰星形胶质细胞胶质原纤维酸性蛋白的合成；④甲基汞诱导神经细胞的细胞凋亡基因过度表达；⑤甲基汞使脑神经细胞内游离钙离子升高，引起神经细胞钙稳态失调。

3. 铊　铊（thallium, Tl）在自然环境中含量很低，通常以 Tl^+ 或 Tl^{3+} 的形式存在。新切开的铊表面有金属光泽，呈银白色，常温下于空气中很快变暗呈蓝灰色，长时间接触空气会形成很厚的非保护性氧化物表层。铊与铅类似，质软、熔点和抗拉强度均低。在工业中，铊合金用途非常重要，用铊制成的合金具有提高合金强度、改善合金硬度、增强合金抗腐蚀性能等多种特性。铊铅合金多用于生产特种保险丝和高温锡焊的焊料；铊铅锡 3 种金属的合金能够抵抗酸类腐蚀，非常适用于酸性环境中机械设备的关键零件；铊汞合金熔点低达 –60℃，可用于填充低温温度计，在极地等高寒地区和高空低温层中使用；铊锡合金可作超导材料；铊镉合金是原子能工业中的重要材料。此外，铊常用来制造光电管、合金、低温温度计、颜料、染料、焰火。铊具有剧毒性，其毒性远超铅、镉和砷。由于铊的剧毒性，各国已对其限制使用，但是，铊污染仍然日趋严重，有些地区植物和水体沉积物中的铊含量远远高于背景值，成为一种重要的环境污染源。

铊可在不同的环境介质中迁移，其迁移过程复杂，包括风化、溶解、淋滤、吸收、沉降、固结等方式的反复循环。地壳中铊的质量分数为 0.1~1.7mg/kg，不同类型的岩石中，铊的分布差异较大。铊属于易淋滤元素，含铊岩石在次生氧化作用下易向环境中释放大量铊。在矿石挖掘、选矿、运输和利用过程中，铊容易随粉尘或矿石渣扩散而污染矿区的空气、土壤和水体。原西德北部地区水泥厂发生的慢性铊中毒事件和我国云南金顶含铊铅锌矿床和贵州滥木厂汞铊矿床附近的铊污染，均是铊从岩、矿石中迁移至其他环境介质所致。铊能在矿坑废水和冶炼废水中高度聚集，导致矿化区附近水体中铊的含量通常很高，其还能在含铊矿床附近的植物中富集。铊在土壤中的质量分数在世界范围为 0.1~0.8mg/kg，而我国土壤中铊的质量分数为 0.29~1.17mg/kg。土壤中的铊存在形式包括水溶态、硅酸盐结合态、硫化物结合态和有机质结合态。铊对土壤微生物毒性很大，可抑制硝化菌的生长而影响土壤的自净能力等。天然水体中铊的质量浓度很低（<0.005µg/L）。而在我国黔西南 Hg-Tl-As-Au 矿化区，地表溪流中铊的浓度为 1.9~8.1µg/L，深层地下水中铊的浓度为 13.4~1 102µg/L。水溶态的铊可直接被植物吸收，易通过淋溶进入土壤深层。Tl⁺ 的化合物水溶性较强，自然水体中，铊主要以 Tl⁺ 化合物形式迁移，也可作为吸附相存在，并随颗粒物向水底沉降。Tl⁺ 离子在一定条件下可发生解析反应而重新释放回水体。因此，Tl⁺ 易随地下水或地表水的流动迁移到远距离。铊的化合物大多数有高挥发性，在冶炼过程中能以气体形式在大气中迁移。大气中的铊可随大气循环长距离迁移，并可随雨、雪的沉降迁移到地表。大气中铊污染物主要来自于燃煤火力发电厂、水泥厂和金属冶炼厂。铊在大气中以气溶胶或可吸入颗粒形式存在，可通过呼吸作用进入人体。

铊在动植物中的分布也有较大差异。植物中的铊主要吸收自土壤，在未受污染的土壤上生长的植物，其铊含量为 0.01~0.25mg/kg。而某水泥厂附近种植的蔬菜，由于铊粉尘污染，作物体内铊含量为 9.5~45mg/kg。我国华南砷铊矿区植物中铊含量为 0.21~14.28mg/kg。不同植物中，铊含量由高到低依次为乔木、灌木和草本植物，同一植株中，铊含量由高到低依次为根、叶、茎、果实、块茎。铊还可通过食物链进入动物体内。

对于人体，铊可通过皮肤、呼吸道、消化道的吸收进入血液，并分布于全身各组织器官。中毒患者体内铊含量由高到低依次为头发、指甲、大便和尿。通常情况下，铊对成人最小致死量约为 12mg/kg，人摄入后 2 小时，血铊浓度达到最高值，24~48 小时血铊浓度明显降低。在人体内以肾脏中含量最高，铊主要是通过肾和肠道排出。铊可以导致人体发生急性铊中毒和慢性铊中毒。急性铊中毒主要发生在皮肤接触或口服铊盐后。环境中铊污染对人体的影响主要为慢性长期危害，引起人体发生周围神经损害、视力下降甚至失明、毛发脱落，男性还可见性欲丧失、睾丸萎缩、精子生成障碍等。铊对睾丸的损伤作用的出现时间要早于铊中毒的一些典型症状如脱发和周围神经系统损害，说明雄性生殖系统对铊的早期作用特别敏感。

4. 铬　岩石风化是铬（chromium, Cr）的天然来源，土壤中的铬水平可因地质条件、土壤性质的不同变化相当大，含铬量 5~3 000mg/kg 不等，平均含铬量约为 100mg/kg，此时的铬多为三价。土壤中的铬污染主要来自金属冶炼、制革、电镀等工业废水、废气、废渣的排放，以及含铬工业废水灌溉。铬在土壤中主要有三价铬和六价铬两种形式。三价铬主要存在于土壤和沉积物中，六价铬主要存在于水中，但易被二价铁离子和有机物等还原。一般人群从空气、水和食物中摄入铬的总量为 78~106µg/d，从食物中的摄入量占总摄入量的 93%~98%，水占 1.9%~7%，空气吸入的铬含量很小。铬渣中六价铬含量约占 1% 左右，六价铬易溶于水，长期雨水冲淋，使大量六价铬溶渗和流失，易通过土壤进入农作物而危害人体健康。用含铬废水灌溉农田与河水灌溉相比，胡萝卜中的含铬量高 10 倍，白菜中的含铬量高 4 倍。水生生物对铬的富集倍数更高，如被含铬废水污染的水体中的鱼类含铬量高 2 000 倍左右。因此控制土壤和水体中铬污染水平，对人体健康有十分重要的意义。

铬的价态对人体健康的影响有很大的关系。铬的最稳定氧化态是三价铬，三价铬是葡萄糖耐量分子（GTF）的组成部分，缺铬时，机体会产生葡萄糖耐量降低的有关症状，如血糖升高、出现尿糖等。铬还能增加胆固醇的分解和排泄，铬缺乏可使脂肪代谢紊乱，出现高脂血症，特别是高胆固醇血症，诱发动脉硬化和冠心病。所以三价铬是人体必需的微量元素，人体每天需三价铬的量约为 0.06~0.36mg。过量摄入铬会对人体健康造成损害。六价铬因具有强氧化性和腐蚀性，且能透过生物膜，容易进入到细胞内，对人体有很强的毒性作用，六价铬比三价铬离子的毒性大 100 倍。所以铬的毒性研究主要集中在六价铬化合物。六价铬可以通过皮肤接触、消化道摄入和呼吸道吸入进入人体。人口服六价铬化合物的致死剂量约为 1.5~1.6g。经口摄入的六价铬约有 10% 被机体吸收,被人体吸收的这部分六价铬中约有 10% 可以在人体内停留达 5 年之久。进入人体的铬主要蓄积在肺、肝、肾、脾及内分泌腺中,被代谢和清除的速度非常缓慢。铬有 80% 经肾脏排泄,小部分由粪便排出,乳汁和毛发也可检出铬。长期接触六价铬能使呼吸系统肿瘤(主要是肺癌和鼻咽癌)发病率增加。我国锦州和广西西部铬渣污染区居民的癌症患病率显著高于对照区。国际癌症研究机构(IARC)及美国政府工业卫生学家协会(ACGIH)均已经确定六价铬化合物具有致癌性。

5. 镉 镉(cadmium, Cd)是一种重金属,20 世纪 50 年代日本爆发了由镉中毒引起的"骨痛病",引起了国内外的极大重视。联合国环境规划署提出 12 种具有全球性意义的危险化学物,镉被列为首位,并被国际癌症研究机构(IARC)确定为人类和实验动物肺癌和前列腺癌的确认致癌物。镉也被美国毒理委员会(ATSDR)列为第 6 位危及人类健康的有毒物质。

镉多以化合状态存在于自然界中,大气中的镉含量一般不超过 $0.003\mu g/m^3$,水中不超过 $10\mu g/L$,而土壤中不超过 0.5mg/kg。镉的工业用途非常广泛,在电镀、颜料、塑料稳定剂、合金、电池、陶瓷制造等途径中镉的消耗量占镉总消耗量的 90%。此外,镉还可用于生产电视显像管磷光体、高尔夫球场杀真菌剂、核反应堆的慢化剂和防护层、橡胶硫化剂等。自 20 世纪初发现金属镉以来,镉的产量逐年增加,目前全球镉产量高达 17 000 余吨 / 年。镉通过废气、废水、废渣等形式排出,对环境的污染也越来越严重。我国每年约有 600 余吨镉排入环境,对环境造成严重的污染。

日本曾由于工业排放,土壤镉污染十分严重。日本环境厅 1971 年调查了 35 个地区的 117 个农田土壤,土壤含镉平均值最高为 15.26mg/kg。日本"痛痛病"发病地区富山县神通川流域水体中镉超过 $100\mu g/L$,土壤中镉最高超过 50mg/kg,大米中的镉含量超过 0.68mg/kg。我国镉污染情况也日趋严重,约有 1.3 万公顷耕地受到镉污染,涉及 11 个省市的 25 个地区。这些地区镉污染来源于矿冶资源的私挖乱采,含镉工业废水的无组织排放,甚至用含镉污水灌溉农田。土壤镉污染导致了上述地区的水稻、蔬菜等农作物含镉量严重超标,部分地区已经严重到种出镉米的程度,每年生产的"镉米"多达数亿公斤。某些镉污染地区已经出现镉污染所致慢性镉中毒的病例,更严重的是出现了疑似"痛痛病"的患者。

长期摄入过量的镉是造成慢性镉中毒的主要原因。镉不是人体所必需的元素。镉主要通过食物、水、空气、吸烟等途径由消化道和呼吸道进入人体。通过食物摄入是镉进入人体的主要途径。通过消化道摄入镉的吸收率约为 5%,通过呼吸道摄入镉的吸收率高达 20%~40%。成人每天从食物中摄入 $20~50\mu g$ 镉。镉在人体中的生物半衰期长达 10~25 年,可在体内不断积累。镉对体内巯基酶有较强的抑制作用,主要损害肾、骨骼和消化系统,尤其损害近曲小管上皮细胞,使其重吸收功能发生障碍,临床上出现蛋白尿、氨基酸尿、高钙尿和糖尿,致使机体负钙平衡,使骨钙析出,此时,如果未能及时补钙,则导致骨质疏松、骨痛而诱发骨折;镉能干扰机体对铁的吸收并加速红细胞的破坏而引起贫血。

食物中镉污染有三种主要来源:①工业三废尤其是含镉废水的排放,用含镉的污水灌溉农作物,使作物含镉量明显增加;通过食物链和生物富集作用,在一些食品中达到较高的浓度,如污染区贝类的含镉量可高达 420mg/kg,而非污染区仅为 0.05mg/kg。②食用作物可从污染的土壤中吸收镉,使食物受到污染。③用含镉的合金、釉、颜料及镀层制作的食品容器,存在释放出镉而污染食品的可能,尤其是盛放酸性食品时,其中的镉大量溶出,将严重污染食品,引起镉中毒。

二、农药

农药是指用于消灭、控制危害农作物的害虫、病菌、鼠类、杂草及其他有害动植物和调节植物生长的药物,还包括提高农药药效的辅助剂、增效剂等。种类繁多,按其用途可分为杀虫剂、杀鼠剂、杀螨剂、杀菌剂、除草剂、脱叶剂和植物生长调节剂等,其中杀虫剂品种最多,用量最大。按照化学性质可以分为有机磷、有机氯、氨基甲酸酯类、拟除虫菊酯类等。农药的品种繁多,理化性质各不相同,防治对象和使用方法也有差异,因此,在环境中的行为和对生态系统的影响很复杂。其对生态系统的影响主要通过两种方式:①农药施用后在环境中的物理、化学变化和归趋。②农药及其代谢物对环境和非靶标生物群体的影响。近几年混配农药的使用在不断增加,其毒性也引起人们的关注。工农业生产中农药中毒者主要是农药厂生产的包装工和农村施用农药的人员。

(一)农药的毒性

目前,世界各国使用的农药约 1 500 种,常用的有 300 多种。我国使用的农药数百种,常用数十种。据统计,使用农药可挽回粮食减产损失的 30%,相当于因使用农药每年可增加 3 亿 ~3.5 亿吨的粮食。但是,由于不少农药具有高毒性、高生物活性,在土壤环境中残留的持久性以及农药滥用引发的问题,已引起人们的高度关注。农药污染土壤后即使土壤中农药的残留浓度很低,通过食物链和生物富集作用可使人体内浓度提高数千倍甚至数万倍,从而对人体健康造成危害。农药污染可对人体造成多方面的危害,如急性、慢性中毒和致癌、致畸、致突变作用。农药水污染引起的中毒事件也时有发生,2001 年 7 月和 2002 年 4 月,新疆石河子市的两个农场分别发生了农药污染自来水网的事故,造成 40 余人中毒。2003 年 9 月,浙江省丽水市发生一起因农药污染学校饮用水井而导致 57 名中小学生中毒的事件。2010 年 4 月,安徽省安庆市发生一起投放农药的水污染事件,擅自投放的甲氰菊酯导致湖内大量鱼类死亡。

长期持续暴露于某化合物而不引起生物系统或生态系统出现毒性效应的最大化合物剂量或浓度,称为未观察到作用水平(no-observed effect level, NOEL),以及长期持续暴露引起毒性效应的最低化合物剂量或浓度,称为最低观察作用水平(lowest observed effect level, LOEL)。慢性值(chronic value)是 NOEL 和 LOEL 的几何平均数。化合物的毒性常用急慢比(acute∶chronic ratio, ACR)来衡量,即以急性 LC_{50} 的值除以慢性值。若急慢比低于 10 则认为没有慢性毒性或慢性毒性很低。例如,马拉硫磷的 LC_{50} 为 3 000μg/L,而慢性值为 340μg/L,因此,急慢比为 8.8,无慢性毒性;硫丹的 LC_{50} 为 166μg/L,慢性值为 4.3μg/L,因此,急慢比为 39,具有慢性毒性;十氯酮 LC_{50} 为 10μg/L,慢性值为 0.3μg/L,急慢比为 33,具有慢性毒性;甲萘威(西维因)LC_{50} 为 15 000μg/L,而慢性值为 378μg/L,急慢比为 40,具有慢性毒性。以下为几种常见农药的毒性介绍。

1. 有机氯 有机氯农药(organochlorine pesticides, OCPs)是含有多种氯取代基的烃化合物。OCPs 作为高效、杀虫谱广、成本低、使用方便的农药,曾在全球范围内大量生产和广泛应用,其中产量最高、使用量最大的是六六六(hexachlorocyclohexane, HCH)和二二三(双对氯苯基三氯乙烷,dichlorodiphenyltrichloroethane, DDT)。OCPs 的普遍使用有效地提高了农作物的产量、控制了疾病的传播，但因其化学性质稳定、难降解、高残留和具有脂溶性，易在土壤、水、大气等环境介质中长时间存在，且能在不同环境介质之间迁移转化等特性，对人类健康和自然环境危害大。

有机氯农药是中国最早大规模使用的农药，20 世纪 80 年代初使用量达到顶峰。1983 年我国才开始禁止生产 HCH、DDT 等有机氯农药。虽然在中国有机氯农药被禁用了 16 年，但在部分地区土壤和食品中仍然能检测出有机氯农药残留，且平均值远远高于发达国家。

实验表明，长期接触或食用含有 OCPs 的物质，会导致多种慢性疾病的发生，如神经系统失调、癌症、生殖毒性和出生缺陷等。OCPs 还能导致雄性动物生殖器官畸形、影响精子质量。

2. 有机磷类　　有机磷农药（organophosphorus pesticides，OPPs）含有化学反应磷酸酯侧链，位于结构中央的磷原子双键连接氧原子或硫原子，单键连接到甲氧基（—OCH_3）或乙氧基（—OCH_2CH_3）。

有机磷农药因具有高效、快速、广谱等特点，一直在农药中占有重要的位置，对世界农业的发展起了举足轻重的作用。在环保意识日益增强的今天，一部分高毒 OPPs 被逐出市场。从 2007 年 1 月 1 日起我国已全面禁止甲胺磷、对硫磷、甲基对硫磷、久效磷和磷胺 5 种高毒有机磷农药的生产、销售和使用。

有机磷农药通过抑制乙酰胆碱酯酶的活性，导致突触间隙的乙酰胆碱蓄积，引起中毒甚至死亡。乙酰胆碱是一种在昆虫和大多数动物中都存在的神经递质，因此 OPPs 对各种各样的非目标物种都有毒性，包括人类。除了使乙酰胆碱酯酶失活外，OPPs 也可以改变线粒体呼吸链中呼吸作用和能量产生过程中酶的活性，如电子供应通路、呼吸链酶、线粒体呼吸、ATP 产生、氧化应激等。在人类中毒病例中，常见的中毒症状表现为外周烟碱样（N 样）和毒蕈碱样（M 样）症状。OPPs 演进的 3 个阶段：包括急性胆碱能危象、中间综合征和迟发性神经病。还有研究表明，接触了有机磷农药的工人的性染色体比常染色体更易受到损伤。

3. 氨基甲酸酯类　　氨基甲酸酯类农药化学式一般为 RHNCOOR′，大多数是急性化合物，水中有一定的溶解度。氨基甲酸酯类农药具有选择性强、高效、广谱、对人畜低毒的特点，另外氨基甲酸酯容易水解，在土壤和水环境中持久性很低。在农业、林业和牧业等方面得到了广泛的应用。

氨基甲酸酯类农药已有 1 000 多种，其使用量已超过有机磷农药，销售额仅次于拟除虫菊酯类农药，位居第二。目前我国生产、引进的品种有十多种，主要有呋喃丹、西维因、涕灭威、克百威、叶蝉散等。

氨基甲酸酯类农药的毒性机制和有机磷类农药相似，都是哺乳动物 AchE 的阻断剂，主要是抑制胆碱酯酶活性。由于氨基甲酸酯类农药与胆碱酯酶结合是可逆的，且在机体内很快被水解，胆碱酯酶活性较易恢复，故其毒性作用较有机磷农药中毒为轻。与有机磷类农药不同的是，它们不能使神经中毒的酯酶钝化，因此与迟发的神经疾病的症状无关。

氨基甲酸酯类农药具有致突变、致畸和致癌作用。将西维因以各种方式处理小鼠和大鼠，均可引起癌变，并对豚鼠、狗、小鼠、猪、鸡和鸭也有致畸作用。西维因等氨基甲酸酯类农药进入人体后，在胃的酸性条件下，与食物中的硝酸盐和亚硝酸盐生成的 N- 亚硝基化合物，在 Ames 试验中显示出较强的致突变活性。但目前还没有氨基甲酸酯类农药引起癌症的流行病学报告。

急性氨基甲酸酯类农药中毒是短时间内密切接触氨基甲酸酯类杀虫剂后，因体内胆碱酯酶活性下降而引起的毒蕈碱样、烟碱样和以中枢神经系统症状为主的全身性疾病。

4. **天然杀虫剂**　天然杀虫剂是源自大自然的农药,通常是植物或矿物衍生物。尼古丁(从烟草中提取)、除虫菊酯(从除虫菊花中提取)都是来自植物,而像硼酸、冰晶石、硅藻土等杀虫剂都是矿物衍生的。

除虫菊酯(pyrethrin Ⅰ、Ⅱ和 cinerin Ⅰ和Ⅱ)的活性成分是非极性的、油性的和亲脂性的,是一类神经毒素。由于除虫菊酯在阳光下不稳定,因此开发了在农业和家用产品中应用的合成衍生物,称为拟除虫菊酯。拟除虫菊酯是一类高效、安全、新型杀虫剂,仅次于有机磷和氨基甲酸酯类,是杀虫剂中的第三类。此类化合物从结构上看也属于羧酸酯化合物,在环境中的水解反应类似于羧酸酯类农药和有机磷酯类农药,有较强的 pH 依赖性。溴氰菊酯的水解速率随 pH 的增加而加快。

拟除虫菊酯杀虫剂可减缓钠离子通道的激活和失活,降低钠离子通道关闭的速率,转向更加超极化的膜电位(使得钠离子通道激活),其结果使得钠离子通道在更加超极化的电位状态中开放且开放时间更长,允许更多的钠离子通过去极化的中枢神经膜,从而造成神经兴奋性的传导障碍,出现中毒症状。

有相关研究表明,人类暴露于拟除虫菊酯杀虫剂的急性症状有呼吸困难、咳嗽、支气管痉挛、恶心和呕吐、头痛等。另有研究表明高效氯氰菊酯农药对斑马鱼胚胎发育具有严重的毒性作用。长期使用拟除虫菊酯会对动物和人体的生殖系统产生不同程度的危害,造成生育能力和质量的下降,并有可能危害后代的健康。人群流行病学调查后发现,如果妇女在怀孕前或者在孕初期住在使用过拟除虫菊酯的地方,那么她们的孩子患自闭症谱系障碍和发育迟缓的几率将大大增加。

鱼藤酮也是一种神经毒素,最初被认为是原始人用来麻痹鱼类的一种植物提取物。人类鱼藤酮中毒很罕见,尽管在口服和吸入后可能会引起不良反应。其在阳光下不稳定,因而半衰期较短。有人认为鱼藤酮的毒性作用是对 NADH$_2$ 和 NAD 系统底物氧化抑制的结果,这一氧化过程对神经功能至关重要。

5. **三嗪类除草剂**　三嗪类除草剂是氮原子和碳原子交替的六元杂环化合物。常见的衍生产物包括阿特拉津、西玛津、特丁津和莠灭净,其中阿特拉津是世界上产量最大的除草剂品种。这类除草剂具有中等水溶性,在近中性条件水溶液里较为稳定,但酸/碱能催化三嗪类除草剂的水解反应。例如,阿特拉津在中性条件下水解缓慢,在酸性和碱性环境中迅速地发生水解反应。

三嗪类除草剂早在 20 世纪 70 年代就被大量、广泛应用。2013 年,此类除草剂全球市场达 13.70 亿美元,占全球农药市场的 2.3%,占世界除草剂市场的 5.3%。虽然其在大多数动物是低毒性的,但已有动物实验证明长期接触某些三嗪化合物有致癌性。

(二)农药的代谢

在使用农药防治病、虫、草害时,农药在自然环境或作物内并不是静止不变的,而是发生多种多样的变化。一些化学性质较稳定的农药可在环境中远距离迁移,或通过食物链而富集。相对稳定的化合物也伴随着转移过程而发生变化,包括一些生物和非生物的降解。

非生物降解包括光解、水解、氧化等。光,尤其是紫外光,可以通过打开化学键来降解化合物。非饱和的芳香族化合物因为能吸收光能,更易于发生光解。例如,有机磷类的杀虫剂巴拉松由于其水解作用,在自然界的半衰期很短。化合物水解的速率受温度、水环境的 pH 等影响。

生物降解指在生物体内代谢转化所摄入化合物的过程。农药的生物降解包括土壤微生物降解与植物吸收后在其体内的降解。非生物降解的速率很慢，而微生物的参与能极大地加速化学污染的降解过程。部分化合物对降解有抗性，从而能在环境中存在较长时间。例如，有机氯类杀虫剂 DDT 在土壤中的半衰期为 10 年；除草剂四氯二苯并 -p- 二噁英（tetrachlorodibenzo-p-dioxin, TCDD）在土壤中的半衰期为 9 年；除草剂莠去津在水中的半衰期是 25 个月。此外，通过改变污染物的分布，在区域水平清除污染物属于非降解的清除过程。当蒸汽压足够高，污染物可从污染的地域或水域蒸发，并通过大气迁移。具有挥发性的有机氯杀虫剂，如丙体六六六和六氯苯，在世界范围内的分布也在一定程度上归咎于这种全球的蒸馏现象。水环境中亲脂性化合物被水中土壤吸附与沉积，可极大地降低水中污染物的生物利用度。而水溶性的化合物可以在土壤中渗滤从而使得其能在水系中再分布。例如，一种常用的水溶性杀虫剂莠去津，由于其较高的水溶性和较低的土壤吸附度，可在很多的地表水中检测出。

常见类型农药在环境和动植物体内的代谢特点归纳如下。

1. 有机汞农药　有机汞农药是含有汞元素的有机化合物农药。有机汞杀菌剂由于杀菌力高、杀菌谱广，过去多年来一直在农业上应用，如赛力散、西力生、富民隆等。有机汞农药经微生物代谢为甲基汞，引起严重残留问题。有机汞农药进入土壤后逐渐被分解为无机汞，可保留很多年，还能转化为甲基汞被植物再吸收。有机汞对人的毒性，不仅能引起急性中毒，而且可在人体内蓄积，引起慢性中毒。汞中毒主要侵犯神经系统和肝脏，急性汞中毒的主要症状为口内金属味、烦渴、恶心、呕吐、腹痛、腹泻等，慢性汞中毒以头痛、失眠、噩梦等神经系统的症状为主。在食品中的汞，90% 以上是以甲基汞的形式存在。我国已于 1971 年规定不生产、不进口、不使用有机汞农药。1953 年，在日本水俣湾由于甲基汞污染，引起附近居民发病。1955—1959 年约有 6% 的该地区出生的婴儿发生脑性麻痹和舞蹈症、运动失调、震颤以及精神发育迟缓等神经系统症状。所有这些孩子的母亲均有摄入较多被甲基汞污染的鱼的历史，表明幼儿神经系统的症状是由妊娠期通过胎盘屏障的毒物导致。据报道，一名孕妇于妊娠早期阶段吃了烷基汞污染的猪肉，其娩出的男婴，在生几天出现四肢间歇性震颤，而后发展成惊厥。该男婴近 1 岁时，身体发育正常，但无法坐起，且视力异常。而该孕妇本人无明显中毒症状，血清及头发中汞的含量也不高，表明胎儿对有机汞的毒性比母亲更敏感。

2. 有机氯农药　有机氯农药是用于防治植物病、虫害的组成成分中含有有机氯元素的有机化合物，主要分为以苯为原料和以环戊二烯为原料的两大类。前者如使用最早、应用最广的杀虫剂 DDT 和 HCH，以及杀螨剂三氯杀螨砜、三氯杀螨醇等，杀菌剂五氯硝基苯、百菌清、道丰宁等；后者如作为杀虫剂的氯丹、七氯、艾氏剂等。有机氯农药性质稳定，代谢产物与亲体化合物接近、残留问题与亲体化合物一样。

3. 有机氟农药　氟乙酰胺既是杀鼠剂，又是高毒内吸杀虫剂，同时 50% 的除草剂也是含氟农药。由于自然界中一般不存在含氟化合物，所以此类农药效果较好，不易产生抗性。但其水解后的代谢产物氟乙酸有剧毒，残留问题突出。动物误食残留农药的植被，可引起中毒；食用长期施用氟乙酰胺的饲料，由于残毒积蓄，也可发生中毒。

4. 有机磷农药　此类农药性质不太稳定，易在动植物体内降解，有些有机磷农药，尤其是内吸杀虫剂如内吸磷在植物体内有一个增毒过程，硫醚键被氧化为毒性更高的砜和亚砜。因此，内吸磷的残留问题比一般有机磷重得多。有机磷或氨基甲酸酯类农药引起的急性中毒,其特征为胆碱酯酶活性的抑制。由此类农药致死的鱼类,其脑胆碱酯酶活性抑制程度为40%~80%。

5. 有机氮农药 这类农药品种多,范围广,既有杀虫剂,又有杀菌剂、除草剂,具有对害虫毒力的选择性强、杀虫效果好,对人、畜毒性低,无积累中毒,残留毒性低等优点。有机氮农药中,氨基甲酸酯类农药有 N– 甲基氨基甲酸酯类、N, N′– 二甲基氨基甲酸酯类、苯基氨基甲酸酯类和硫代氨基甲酸酯类等。硫脲类农药有杀虫剂螟蛉畏。取代脲类农药主要为除莠剂,如利谷隆、非草隆、灭草隆、敌草隆、秀谷隆等。酰胺类农药也主要为除莠剂,如敌稗、克草尔等。在硫代氨基甲酰类农药中有著名的杀虫剂巴丹。脒类农药主要是杀虫脒。杀虫脒的代谢产物 4– 氯邻甲苯胺的致癌作用比杀虫脒高 10 倍,杀虫脒致癌作用的未观察到作用水平为 20mg/kg,4– 氯邻甲苯胺则为 2mg/kg。

农药的种类很多,化学结构千变万化,得益于代谢研究方法的发展和提高,尤其是放射性同位素示踪法的应用,研究者对大多数农药在生物体内或环境中的代谢、降解都有了不同程度的了解。

农药代谢的基本形式包括如下 5 种。①衍生:指农药在动植物体内经过酶的作用,或在自然环境中通过外界环境因子的影响,或受土壤中微生物的作用可氧化、还原为其他类似衍生物。例如杀螟松在昆虫和植物体内均可被氧化成类似衍生物,杀螟松在土壤中容易被细菌还原成胺基杀螟松。②异构化:主要是有机磷杀虫剂中的硫代磷酸酯类,变化形式是硫原子和氧原子互换(P=S 变成 P=O)。六六六的丙体异构体在一定条件下也会变成甲体等。③光化:喷洒到田间的农药由于吸收光能,产生异构化、光水解或光氧化。例如,狄氏剂、艾氏剂能转化为更稳定、毒性更大的光化异构体。④裂解:农药在生物体内通过酶的作用产生水解或脱卤,导致农药分子的裂解。通过裂解可使农药从非极性化合物转化为极性强的化合物。⑤轭合:脂溶性农药在生物体内经过氧化、还原或水解而形成的羟基、羧基、胺基、巯基等极性基团后,能与生物体内的糖类、氨基酸等结合成轭合物。在植物体内最常见的是与葡萄糖轭合,在动物体内通常是与葡萄糖醛酸轭合。

(三)农药对有害生物群落的影响

农药的影响导致害虫再猖獗,是指使用某些农药后,害虫密度在短时期有所降低,但很快出现比未施药的对照区增大的现象。害虫再猖獗的原因有:①天敌区系的破坏。我国北方果区,由于长期使用对硫磷防治果树实心虫、卷叶虫、蚜虫等害虫,杀伤了大量的害虫天敌,使害虫大爆发。②杀虫剂残留或代谢物对害虫的繁殖有直接的刺激作用。③化学药剂改变了寄主植物的营养成分。④上述因素综合作用的结果。农药的影响还导致次要害虫的上升。次要害虫上升是指使用某些农药后,农田生物群落中原来占次要地位的害虫,由原来的少数上升为多数,变为危害严重的害虫,如蝗虫等。

(四)农药对水生生物的影响

如果一种化合物仅在环境中持续存在,而并不进入生物体内,则不会造成环境问题或具备毒性。生物积累这个概念定义了生物体通过食物或直接从水、空气、土壤等非生物环境在体内积累化合物的过程。环境中的化合物进入生物体主要通过被动扩散,比如通过肺、鳃、消化道等被摄入体内。通过食物链,摄入机体的化合物可进入不同生物个体体内。由于化合物需要穿过细胞的脂质双层才能进入机体,所以化合物的生物利用度通常与其脂溶性正相关。水生生物对脂溶性化合物的生物积累导致其体内化合物的浓度比环境中的浓度高几个数量级。例如,鱼体内的 DDT 含量是水环境浓度的 127 000 倍,鱼体内的 TCDD 是水环境浓度的 39 000 倍。水生生物积累化合物的程度取决于其机体的脂含量,因为体脂是滞留化合物的主要组织。体脂内滞留的化合物毒性存在缓释效应,当作为能量储存的体脂被机体使用时,化合物可到达产生毒性作用的位点。由于许多生物储存的脂多为繁殖做准备,当其到达繁殖成熟期时可发生脂溶性化合物的中毒。另外,脂溶性化合物也可通过卵生动物的卵黄或哺乳动物的乳汁进入后代的体内。虽然脂溶性是决定该化合物生物积累程度的重要属性,但水中的亲脂性化合物也更容易被土壤吸附而发生沉积。例如,寡营养的湖中由于悬浊的土壤较少,此类湖中鱼与富养湖的鱼相比,体内积累更多 DDT。有些农药可被生物转化而变得更加亲水,在体脂中滞留低,而易于从体内清除。例如,三(2,3-二溴丙基)磷酸盐易于被生物转化,其水生生物体内积累的浓度仅为水环境的 3 倍,而氯丹与多氯联苯生物转化度低,其在水生生物体内的浓度分别是水环境中浓度的 38 000 倍和 42 600 倍。

1. 农药对鱼、贝类的影响　1962 年,喷洒五氯苯酚(pentachlorophenol,PCP)除草剂后的大雨使日本有明海和琵琶湖沿岸地域鱼类和贝类大量死亡。该事件促使日本全面管制对鱼类毒性强的农药在水田中的使用。水体中的农药通过呼吸、食物链和体表三个途径进入鱼、贝体内。鱼的呼吸器官——鳃暴露在水中,使水和血液接触,获得所需要的氧气,从而也迅速吸收并富集水中的农药。鱼类的食料多为浮游生物,水中的农药易被浮游生物不断吸进体内,当鱼类吞食这些饵料时,则农药就转移到鱼体内而产生富集。水体中的农药可直接通过鱼特别是无鳞鱼的皮肤吸收进入体内。长期生活在含有非致死的低浓度农药的水体中的鱼类,其生长发育、生殖均可出现异常。有机氯类、有机磷类、氨基甲酸甲酯杀虫剂和有机硫黄剂对鱼类和贝类的毒性均较强。除酚类除草剂外,其他除草剂对水生动物毒性较弱。植物生长调节剂和杀鼠剂对水生动物毒性也较弱。根据 48 小时内对鱼的急性毒性反应,农药可分为:一级(低毒性),通常表现为无毒害,包括叶枯净、敌稗、扑草净、托布津、三环唑、2,4-二氯苯氧乙酸(2,4-D)、多菌灵、杀虫脒等;二级(中等毒性),短期内大量用药易导致鱼类中毒,包括迷天威、除草醚、杀草丹、叶蝉散、稻瘟净、马拉松、乐果、敌敌畏等;三级(高毒性),应防止其对水体的污染,包括杀螟威、五氯酚钠、毒死蜱、百菌清、除虫菊酯等。具体毒理机制而言,有机磷农药抑制鱼类的胆碱酯酶,同时扰乱鱼类的内分泌,对硫磷可在鱼肝脏内转化成为毒性更强的氧基对硫磷。氯烃类农药导致鱼类神经性中毒。硫酸铜及砷、汞剂损害鱼类感觉系统,破坏鱼鳃的呼吸功能。农药对鱼类还有致畸致癌作用,如甲基 1605和敌百虫可引起鳊鱼脊椎弯曲畸形,西维因、亚胺硫磷、马拉硫磷等可导致畸形鱼苗,DDT对鳟鱼致癌。低剂量的甲草胺或阿特拉津也可抑制鲫鱼的肝脏和精巢的生长发育。有机氯农药具有高残留性,美国五大湖鱼类体内能检出 30 年前已经禁用的有机氯农药,如 DDT、狄氏剂等。目前,有机氯农药和菊酯类农药禁止在稻田等水田中使用。不同的鱼类对同一类农药的敏感度不同。一项基于淡水鱼的研究显示,太阳鱼、麦穗鱼和稀有鮈鲫分别对毒死蜱、丁草胺和三唑酮最为敏感。对白鲢毒性较强的为醋酸苯汞、氯化乙基汞、鱼藤精、五氯酚钠、除草醚及巴丹。

2. 农药对甲壳类动物、藻类的影响　不同种类的水生生物对农药的敏感性不同。有机氯类杀虫剂和杀螨剂虽对鱼类、贝类毒性强,但对甲壳类毒性弱。不同农药对不同藻类的毒性不一样,如对斜生栅藻的毒性,由强至弱依次为溴氰菊酯、氟氰菊酯、克百威、氰戊菊酯、甲基对硫磷、敌稗。

(五)农药对土壤微生物的影响

1. 农药对土壤微生物区系的影响　一般说来杀虫剂在推荐用量下,对土壤中的微生物群落影响不大,有的还能使与土壤肥力有关的微生物区系集团的成分增加,有益于作物的生长。但是药剂的大量和长期施用,也会抑制或破坏土壤微生物的区系。杀菌剂和熏蒸剂对微生物数量影响最大。杀线虫剂大部分都有弱的杀菌性,丝状菌对杀线虫剂的敏感性比细菌要高。

2. 农药对土壤微生物活性的影响　大量有关农药对土壤微生物生态效应的研究表明,虽然有些农药对土壤微生物及其活性会产生抑制或促进作用,但这种作用一般是短暂的;按推荐浓度正常使用农药通常不会影响土壤微生物的各种生化过程和活性,对土壤的物质循环和土壤肥力也没有不利影响。

3. 土壤微生物对农药的分解作用　农药在土壤中被微生物分解的途径很复杂,主要有氧化还原、水解、缩合、脱氯化氢、脱羧、异构化等途径。

三、粉尘类与大气污染

(一)粉尘类对人体健康的影响

粉尘,是指悬浮在空气中的固体微粒。国际标准化组织规定,粒径小于 $75\mu m$ 的固体悬浮物定义为粉尘。大气颗粒物的来源可分为自然源和人为源。在大气中粉尘的存在是保持地球温度的主要原因之一,但大气中过多或过少的粉尘将对环境产生灾难性的影响,飘逸在大气中的粉尘往往含有许多有毒成分,如铬、锰、镉、铅、汞、砷等。当人体吸入粉尘后,小于 $5\mu m$ 的微粒,极易深入肺部,引起中毒性肺炎或硅肺,有时还会引起肺癌。沉积在肺部的污染物一旦被溶解,就会直接侵入血液,引起血液中毒,未被溶解的污染物,也可能被细胞所吸收,导致细胞结构的破坏。此外,粉尘还会沾污建筑物,使有价值的古代建筑遭受腐蚀。降落在植物叶面的粉尘会阻碍光合作用,抑制其生长。

1. 可吸入颗粒物及其致损机制　大气中粒径小于 $10\mu m$ 的固体微粒,它能较长期地在大气中飘浮,故称飘尘(suspended dust 或 particulate matter 10, PM10),有时也称为浮游粉尘。因可进入人体呼吸道,故称为可吸入颗粒物(inhalable particles, IP)。不同粒径的可吸入颗粒物滞留在呼吸道的部位不同。大于 $5\mu m$ 的多滞留在上部气道,小于 $5\mu m$ 的多滞留在细支气管和肺泡。颗粒物越小,进入的部位越深。

大量的可吸入颗粒进入肺部对局部组织有堵塞作用使局部的支气管的通气功能下降,或使细支气管和肺泡的换气功能丧失。尤其是黏稠性较大的 IP,例如石油及其制品的燃烧颗粒,粒径小,黏稠度大,容易聚集在局部组织,不易扩散。加上 SO_2、NOX 等因素的作用,加重了局部组织的损伤程度,导致慢性阻塞性肺部疾病(chronic obstructive pulmonary diseases, COPD)。

2. 细颗粒物(particulate matter 2.5, PM2.5)及其致损机制　PM2.5 是指环境空气中空气动力学当量直径小于等于 $2.5\mu m$ 的颗粒物,大部分有害元素和化合物都富集在细颗粒物上,而随着其粒径的减小,细颗粒物在大气中的存留时间和在呼吸系统的吸收率也随之增加,因此对人体健康的影响也越大。PM2.5 来源分为自然和人类活动产生两种,自然来源包括火山喷发的烟尘、被风吹起的土壤颗粒以及流星燃烧所产生的细小微粒和宇宙尘埃等。而最主要的来源则是人为,煤炭、石油及其他矿物燃烧产生的工业废气,以及机动车产生的尾气排放,包括散播到空气中的灰尘、硫酸、硝酸、有机碳氢化合物等粒子,经过一系列光化学反应形成了二次污染物。PM2.5 主要对呼吸系统和心血管系统造成伤害,包括呼吸道刺激、咳嗽、呼吸困难、降低肺功能、加重哮喘、导致慢性支气管炎、心律失常、非致命性的心脏病、心肺病患者的过早死。长期吸入粉尘特别是含有毒性的粉尘将会引起鼻炎、肺炎甚至肺癌等严重疾病。如果有非溶解性物质如石英、石棉等随粉尘沉积在肺部,凝结为小结节使肺组织逐步纤维化,最终可导致肺功能衰竭。老人、小孩以及心肺疾病患者是 PM2.5 污染的敏感人群。如果空气中 PM2.5 的浓度长期高于 $10\mu g/m^3$,人群死亡风险就开始上升。浓度每增加 $10\mu g/m^3$,总的死亡风险就上升 4%,心肺疾病患者的死亡风险上升 6%,肺癌患者的死亡风险上升 8%。

3. 生产性粉尘及其致损机制　在生活和工作中,生产性粉尘是人类健康的天敌,是诱发多种疾病的主要原因。生产性粉尘是指在生产过程中形成的,并能够长时间飘浮在空气中的固体微粒,它是严重危害职工健康的主要职业性有害因素。可分为无机粉尘(inorganic dust)如金属性粉尘铝、铁、锡、铅、锰等,非金属的矿物粉尘如石英、石棉、滑石、煤等,人工无机粉尘例如水泥、玻璃纤维、金刚砂等;有机性粉尘(organic dust)如植物性粉尘木尘、烟草、棉、麻、谷物、茶、甘蔗等,动物性粉尘畜毛、羽毛、角粉、骨质等粉尘;合成材料粉尘(synthetic material dust)主要见于塑料加工过程中。塑料的基本成分除高分子聚合物外,还含有填料、增塑剂、稳定剂、色素及其他添加剂。

长期吸入粉尘可使人体防御功能失去平衡,清除功能受损,而使粉尘过量沉积,造成肺组织损伤,形成疾病。根据不同特性,粉尘可引起机体的各种损害。如可溶性有毒粉尘进入呼吸道后,能很快被吸收入血流,引起中毒;放射性粉尘,则可造成放射性损伤;某些硬质粉尘可损伤角膜及结膜,引起角膜混浊和结膜炎等;粉尘堵塞皮脂腺和机械性刺激皮肤时,可引起粉刺、毛囊炎、脓皮病及皮肤皲裂等。粉尘对机体最大的影响是呼吸系统损害,包括上呼吸道炎症、肺炎(如锰尘)、肺肉芽肿(如铍尘)、肺癌(如石棉尘、砷尘)、肺尘埃沉着病(如二氧化硅等尘)以及其他职业性肺部疾病等。

（二）大气环境污染对人体健康的影响

大气污染是影响人体健康的重要因素之一,大气污染物主要通过呼吸道进入人体,小部分污染物也可以降落至食物、水体或土壤,通过食物或饮水,经消化道进入体内。有些污染物可通过直接接触黏膜、皮肤进入机体,脂溶性的物质更易经过完整的皮肤而进入体内。颗粒物可影响植物的生长发育,颗粒物中有毒有害物质被农作物吸收后可通过饮食进入人体,造成健康危害。

大气中的颗粒物是我国大多数城市的首要污染物,大量的颗粒物进入肺部对局部组织有堵塞作用,可使局部支气管的通气功能下降,细支气管和肺泡的换气功能丧失。吸附着有害气体的颗粒物可以刺激或腐蚀肺泡壁,长期作用可使呼吸道防御功能受到损害,发生支气管炎、肺气肿和支气管哮喘。颗粒物可作为其他污染物如二氧化硫、二氧化氮、酸雾和甲醛等的载体,这些有毒物质都可以吸附在颗粒物上进入肺脏深部,加重对肺的损害。颗粒物还可直接进入循环系统诱发血栓的形成,刺激呼吸道产生炎症并释放细胞因子,引起血管损伤。颗粒物可对眼睛产生刺激,使结膜炎等眼病的发病率增加。此外,颗粒物上的多种化学成分还可以发生联合毒作用。影响颗粒物毒性的主要因素有颗粒物的大小、浓度、化学组成以及其化学成分是否可从颗粒物中解析出来。

颗粒物具有遗传毒性,对染色体和 DNA 均有损伤作用。国内外大量研究表明,颗粒物的有机提取物有致突变性,且以移码突变为主。研究还发现,颗粒物的有机提取物可引起染色体断裂、DNA 损伤以及细胞发生恶性转移。动物实验证明,皮肤涂抹或皮下注射颗粒物均可诱发局部肿瘤。不同粒径颗粒物均具致癌性,粒径越小,致癌性越强。此外,致癌性的差异与颗粒物中有机物的分布和含量密切相关。

大气中的气态污染物如二氧化硫在大气中可被氧化成三氧化硫,再溶于水汽中形成硫酸雾,硫酸雾是二氧化硫的二次污染物,对呼吸道的附着和刺激作用更强。硫酸雾等可凝成大颗粒,形成酸雨。大气中的一氧化碳是含碳物质不完全燃烧的产物,一氧化碳很容易通过肺泡、毛细血管以及胎盘屏障。$80\% \sim 90\%$的一氧化碳与血红蛋白结合形成碳氧血红蛋白,一氧化碳与血红蛋白的亲和力比氧大$200 \sim 250$倍,形成的碳氧血红蛋白的解离速度比氧合血红蛋白慢$3\ 600$倍,影响血液的携氧能力。大气中的臭氧是光化学烟雾的主要成分,其刺激性强并有强氧化性,属于二次污染物。臭氧的水溶性较小,易进入呼吸道深部。但是,由于它的高反应性,人吸入臭氧约有40%在鼻咽部被分解。人短期暴露于高浓度的臭氧可出现呼吸道症状、肺功能改变、气道反应性增高以及呼吸道炎症反应。

大气污染与呼吸系统、循环系统、新生儿低体重风险都有很大的相关性:SO_2、NO_2与支气管炎、肺炎、哮喘住院率有相关性,PM10与哮喘、肺炎住院率有密切的关系;PM10、SO_2、NO_2浓度增加,心脑血管疾病日入院人数增加,缺血性心脏病日入院人数增加,高血压日入院人数也有所增加;母体妊娠期的大气颗粒物、CO和SO_2暴露很可能会导致其新生儿低体重风险上升。

四、污水排放物

水是一种宝贵的自然资源,更是生命之源,是人体的基本组成成分。随着科技进步和社会发展,水体污染程度也随之加重,污水中含有的有害物质除了造成环境污染之外,也将严重危害公众健康。全世界每年约有$4\ 200$多亿立方米的污水排入水体,污染了约5.5万亿立方米的淡水,相当于全球径流总量的14%以上。国内外由水中检出的有机污染物已有$2\ 000$余种,其中114种具有或可能具有致癌、致畸、致突变的"三致物质"。我国各地的水源中一般都能检出百余种有机污染物。因此,水污染当之无愧的是"世界头号杀手"。水污染的渐进性特征使人不易察觉更具隐藏性,不易分解、易于积累的特征使化合物在体内无法被分解和代谢掉,只能在体内长期滞留,不断积累。据2015年世界卫生组织调查表明,全球估计每年约84.2万人死于饮用不洁水而导致的腹泻。据估计,发展中国家约有10亿人喝不清洁水,其80%的病例由饮用不洁水所造成,每年约300万$\sim$400万人死于和水污染有关的疾病。

水体污染是指人类活动排放的污染物进入人体,其数量超过了水体的自净能力,使水和水体底质的理化性质和水环境中的生物特性、组成等发生改变,从而影响水的使用价值,造成水质恶化,乃至危害人体健康或破坏生态环境的现象。人类活动产生的部分污染物可经由地质环境到达地下水。我国水污染事故年发$1\ 000$起以上。2012年1月,广西龙江河受到高浓度含镉污水污染,致使柳州等地数百万人饮用水安全受到严重威胁。2012年2月,江苏镇江船舶违法排污导致的自来水发生苯酚污染。同月,广东佛山一家养殖场排污,导致附近自来水厂水源受污染,约5万居民受到停水影响。2012年12月,山西长治市潞安市某煤化工公司发生一起重大苯胺泄漏事故,泄漏的苯胺通过下水道排进排污渠,后进入浊漳河,迫使河北省邯郸市区大面积停水。2013年4月,河北沧县小朱庄地下水污染事件被曝光,调查发现该地5千米内有一家1988年成立的化工厂,致使村民20多年来只能饮用桶装水。

水中主要污染物质包括 10 大类。①无机无毒物污染：主要指酸、碱、盐污染、酸雨、硬度升高等。②需氧有机物：也称耗氧有机物，其特征是分解过程中消耗水中的溶解氧（O_2），使水质恶化。③毒污染：主要指有毒物质的污染，该类污染物质主要有非金属无机毒物、重金属与类金属无机毒物、易分解有机毒物、难分解有机毒物等。④富营养性污染：主要指氮、磷等营养特质对水的污染，大多数情况下是生活污水所致，该类污染是造成"赤潮""水华"的根源。⑤病原微生物：主要是细菌、病毒、病虫卵等的污染，其特点是数量大、分布广、存活时间长。⑥油污染：主要是石油污染，其特点是大部分漂浮在水面，少量溶于水中或呈吸附状态。污染对象主要是河口、码头地带。⑦放射性污染：放射性核素造成的污染，其特点是难于处理和消除，主要靠自然衰变降低放射性强度。⑧固体性污染：主要指悬浮物和泥沙。通常用悬浮物和浊度两个指标表示，地面径流中的主要组分是固体污染物。⑨感官性污染：包括异色、异味、浑浊、泡沫、恶臭等，一般属于物理性污染。⑩热污染：是一种能量污染，其危害主要是造成水中生物死亡，溶解氧减少。

（一）水体污染的来源及其特点

水体污染源包括工业废水、生活污水、农业污水、医院污水、废物不适当堆放和填埋等。

工业废水是重要的污染源，它的特点包括：排放量大，污染范围广，排放方式复杂；污染物种类繁多，浓度波动幅度大；污染物质通常具有毒性、刺激性、腐蚀性，pH 变化幅度大，悬浮物的富氧物质多；污染物排放后迁移变化规律差异大；工业废水造成污染的环境恢复也较困难。

生活污水的排放量较工业废水少，在组成上也有很大不同，多为无毒物质，主要是日常生活中的各种洗涤水。它有如下特点：废水中磷、硫含量高；有纤维素、淀粉、糖类、脂肪、蛋白质等，在厌氧性细菌作用下易产生恶臭物质；含有多种微生物，如细菌、病原菌，易使人染上各种疾病；由于洗涤剂大量使用，使污水中洗涤剂含量增大，对人体有一定危害。

农业生产污水主要为农村污水和灌溉水。污水中包括化学污染物和生物性污染物，其中，化学污染物如农药、杀虫剂，生物性污染物主要为病原微生物，如细菌、病毒、寄生虫等。

根据废水中污染物质及其形成污染的性质，可以将水污染分成化学性污染、物理性污染和生物性污染三类。化学性污染包括酸碱污染、重金属污染、需氧性有机物污染、营养物质污染和有机毒物污染等。物理性污染包括悬浮物污染、热污染、放射性污染。生物性污染主要指致病及病毒的污染。生活污水，特别是医院污水，往往带有一些病原微生物，如伤寒、霍乱、细菌性痢疾的病原菌等。这些污水流入水体后，将对人类健康及生命安全造成极大威胁。

（二）水体污染物的转归

水体中污染物可发生转化，其转化主要通过氧化还原、络合水解和生物降解等作用。污染物生物转化的结果，一方面可使大部分有机污染物的毒性降低，另一方面，也可以使一部分污染物的毒性增强，或形成更难降解的分子结构。一些有害物质如铜、锌、镍、氰化物等进入水环境后可毒害水体中的微生物群，从而阻碍水中有机物的无机化过程，影响水体的自净能力，使水的感官性状恶化。水体污染还可使水生生物的种群优势发生改变，甚至使一些水生生物完全绝迹。同时，由于污水排放，水体可呈富营养化。天然水体中磷和氮的含量是控制浮游生物量的因素。城市污水经过二级生化处理，水中耗氧性有机物可达到规定的排放标准，但是仍含相当量的磷、氮及其无机盐。此外，水体中污染物也存在生物放大作用。进入环境中的污染物即使是微量的,通过食物链也可使处于高位营养级的别种生物受到损害而威胁人类健康。污染物质在生物体内的增加一般有三种方式,即生物蓄积、生物浓缩和生物放大。其中,生物蓄积指生物个体随生长的不同阶段从环境中蓄积某种污染物,而使其浓缩系数不断增大的现象。生物积累系数(biological accumulation factor,BAF)即生长发育前阶段污染物的浓度与生长发育后阶段污染的浓度的比值。生物浓缩指生物体从环境中蓄积某种污染物,出现生物体中浓度超过环境中浓度的现象,又叫生物富集。生物浓缩系数(biological concentration factor,BCF)即生物体内污染物的浓度与环境中该污染物的浓度的比值。生物放大指在生态系的同一食物链上,某种污染物在生物体内的浓度随着营养级的提高而逐步增高的现象。生物放大系数(biological magnification factor,BMF)即高营养级生物体内污染物的浓度与低营养级生物体内污染物的浓度的比值。

(三)水体污染对人体健康的影响

水是人们生产与生活中不可缺少的物质,水环境的质量将直接影响人的健康。由于水是自然环境中化学物质迁移、循环的重要介质,人类活动产生的污染物很大一部分以水溶液的形式排放,易于进入水体。水体污染物质种类多样,污染物一旦进入水体当中,会互相发生某些化学作用和 / 或物理作用等,人类一旦饮用,对人体的影响会因作用不同而产生不同程度的增强或减弱。

污水危害人体的途径多种多样。污水中的无机重金属和有机污染物等有毒有害物质及多种致病微生物污染地下水,人类和动植物难免受其影响,而人类处于食物链最顶端位置,是最大的受害者。水污染可引发癌症、心脑血管硬化、结石、氟中毒等多种疾病,引发健康隐患。另外,污水排放前污水处理人员在处理水质的过程中,若自我保护不当,通过皮肤接触、呼吸道吸入等途径,大量有毒有害物质进入机体,也会严重危害健康。无论是直接接触还是间接接触,污水中的污染物都将对人类的生命健康造成严重损害。

含有病原体的人畜粪便、污水污染水体后,可引起水传染病的传播和流行。富营养化水体中的藻类及其毒素,不仅会破坏水体生态环境,某些藻类产生的毒素也可引起人体中毒,甚至死亡;当水体遭到有毒化学物质污染时,除直接引起接触人群发生急慢性中毒、公害病,甚至诱发癌症外,还能对水体中的微生物种群造成危害,阻碍水中有机物的无机化过程,影响水体的自净能力,使水的感官性状恶化。列举部分危害如下。

1. **生物地球化学性疾病**　在一些地区的水土中,由于某种微量元素过多或缺乏可引起的生物地球化学性疾病,即地方病。能够引起人和动物地方病的微量元素主要有以下几种:镍、氟、砷、铜、硼、钼、铝、碘、锌等。如"乌脚病"或"黑脚病"是由于长期饮用含砷量高的水而引起的皮肤色素沉着症、角化症、皮肤癌以及周围血管疾病。

2. **急、慢性中毒**　当饮水中的有害物质超过容许浓度时,人饮用后就可能产生急性和慢性中毒,如氰化物在水中含量过高时,人饮用后就会产生急性中毒,表现为细胞内窒息。废水中的氰化物分为无机氰和有机氰或腈。含酚废水是常见有害工业废水,酚类化合物是一种重要的化工原料也是有毒物质,在工业生产中广泛使用。废水中也可含有汞。氯碱、塑料、电池和电子等工业排放的废水是水体中汞及其化合物的主要来源。另外,大气和土壤中的汞也可通过降落、降水淋洗等进入水体。

3. **致突变、致癌和致畸作用**　水中常见的致突变物有:氯化甲烷、溴代甲烷、溴仿、二氯乙烷、氯乙烯、四氯乙烯等,而四氯化碳、氯仿、氯丹、林丹、狄氏剂、艾氏剂、四氯乙烯、苯并(a)芘、丙烯腈等具有潜在致癌作用。水体中的致突变、致癌物可能会增加人群癌症的发病率和死亡率。

4. 公害病　公害病是环境污染造成的区域性中毒性疾病,这类疾病是环境污染造成的严重后果。如1953年日本水俣湾附近由于受到水俣化肥厂排出的甲基汞污染发生的"水俣病"等。

5. 介水传染病　病原体可随人畜粪便、污水及其他污物进入水体,引起细菌、病毒、寄生虫性污染,导致介水传染病的传播和流行。

（四）水体污染对水生生物的影响

1. 水体酸化对鱼类的影响　水体pH和鱼类生长呈相关性。通常鱼类生长的最适pH为5~9;pH在5.5以下,鱼类生长受阻,产量下降;pH在5以下,鱼类生殖功能失调,繁殖停止。鱼卵和鱼苗是鱼类发育中对pH最为敏感的时期。由于酸雨的影响,鱼类在许多湖泊中消失。根据统计,挪威5 000个湖中现有50%无鱼,其中90%在1960年后出现鱼类消失;25%湖泊鱼的种类减少,密度降低,敏感性鱼类消失。鱼类繁殖停止和消亡,是和水中钙、CO_2含量、硬度和电导率等因素密切有关,其中钙是鱼类繁殖和生长的一个主要因素。

2. 底泥中重金属对鱼类的影响　重金属对鱼类和鱼胎均具有明显的毒性。大量重金属污染物排入江河后,绝大部分最终进入河床表层沉积物中,相对使水质中重金属含量相对降低。底质中重金属不断在沉积物中积累,可超过水中含量几个数量级。底泥中重金属的大量积累具有潜在性的污染与危害。在条件变化时,又有一部分重金属从沉积物中向水相释放,造成次生污染。

3. 城镇生活污水有机污染对水生生物的影响　有机物在水中的矿化或细菌的分解,需要消耗大量的氧气,使水中的溶解氧很快下降,严重时溶解氧降至零。在这种条件下,绝大部分种类的水生生物就会窒息、死亡。

4. 赤潮　赤潮（harmful algal bloom, HAB）,又称红潮,是在特定的环境条件下,海水中某些浮游植物、原生动物或细菌爆发性增殖或高度聚集而引起水体变色的一种有害生态现象。赤潮并不一定都是红色,主要包括淡水系统中的水华,海洋中的一般赤潮。根据引发赤潮的生物种类和数量的不同,海水有时也呈现黄、绿、褐色等不同颜色。科学家们认为,赤潮是近岸海水受到有机物污染所致。当含有大量营养物质的生活污水、工业废水（主要是食品、造纸和印染工业）和农业废水流入海洋后,再加上海区的其他理化因素有利于生物的生长和繁殖时,赤潮生物便会急剧繁殖起来,便形成赤潮。赤潮可引起海水出现缺氧或无氧状态,致使许多需氧生物窒息死亡,特别是底栖生活的虾、贝类受害程度更加严重,几乎可全部死亡;赤潮引发甲藻产生杀鱼毒素,微小的含量即可造成鱼类大批死亡;某些赤潮生物排出的分泌黏液及这些藻类死亡分解产生的黏液能附着于贝类和鱼类的鳃上,造成它们的呼吸困难,甚至死亡。我国的大面积赤潮集中在浙江中部海域、长江口海域、渤海湾和海州湾等,东海为赤潮的重灾区。海洋的污染对海洋渔业、养殖业造成巨大损失,并间接危害人类健康。

5. 水上原油泄漏时,原油可通过物理作用产生环境急性毒性。美国环境保护署（US Environmental Protection Agency）要求在做急性中毒检测时,需要至少检测8种不同的代表性水生物种,包括鱼类、无脊椎动物、水生植物等。另外,体温过低是导致原油污染的海鸟和水生哺乳动物死亡的主要原因。这些动物通过皮毛或羽毛间的空气将身体与冷水隔离。油污浸入排出皮毛或羽毛间隔离的空气,导致水中的动物体温过低。此外,吸入或食入原油可导致水生哺乳动物发生肺气肿、胃出血、肝损伤等。

五、化工原料及副产品

随着我国市场经济和工业化的迅速发展,进入人们日常生活和居住环境的化学品日益增多。目前有超过50万种化学产品应用于工业生产。化学用品的使用方便和丰富了人们的日常生活,但也增加了接触有毒化学物的机会。人们日常生活中接触到的各种化学用品、化妆品、陈设摆件,生活中的各种着装,在制作过程中或多或少地都掺有化学原料。化学原料种类很多,用途很广。化学品在全世界有500万~700万种之多,在市场上出售流通的已超过10万种,而且每年还有1 000多种新的化学品问世,且其中有150~200种被认为是人体致癌物。化工原料一般可以分为有机化工原料和无机化工原料两大类。有机化工原料包括烷烃及其衍生物、烯烃及其衍生物、炔烃及衍生物、醌类、醛类、醇类、酮类、酚类、醚类等;无机化工原料包括含硫、钠、磷、钾、钙等化学矿物(见无机盐工业)和煤、石油、天然气以及空气、水等。此外,很多工业部门的副产物和废物,也是无机化工的原料。

以下以苯、苯的氨基和硝基化合物、甲醛、一氧化碳、硫化钠为例介绍其来源及致损机制。

(一)苯

苯(benzene)属芳香烃类化合物,在常温下是无色、透明、具有芳香气味的易燃液体。极易挥发,微溶于水,易溶于乙醇、乙酸及丙酮等有机溶剂。广泛用于工农业生产,其主要接触机会有:①苯用作化工原料,如生产酚、硝基苯、香料、染料、药物、合成纤维、塑料等;②煤焦油分馏或石油裂解生产苯及其同系物;③在有机合成、制药、橡胶加工、制革及印刷等工业中用作溶剂等。

苯的毒作用机制目前认为主要涉及:①干扰细胞因子对骨髓造血干细胞的生长和分化的调节作用;②苯的代谢产物,如苯醌、醌酸,特别是对苯二酚或邻苯二酚可影响白细胞DNA的合成;③酚类为原浆毒,可直接抑制造血细胞的核分裂,对骨髓中增生活跃的优质细胞有明显的毒作用。

(二)苯的氨基和硝基化合物

苯环上的氢被一个或几个氨基或硝基取代而产生的一类芳香族氨基和硝基化合物,其中最基本的化合物是苯胺和硝基苯。工业生产中常见的有苯胺、苯二胺、联苯胺、二硝基苯、三硝基苯(TNT)、硝基苯等。这类化合物广泛应用于制药、印染、油漆、硫化橡胶、印刷、炸药、有机合成、染料制造以及化工、农药等工业。这类化合物对人体的致损作用主要通过影响下列器官或系统。①血液系统损害:形成高铁血红蛋白,使血红蛋白失去携氧能力,患者表现为出血发绀,以苯胺和硝基苯最为典型,是这类化合物的主要毒作用之一。②肝损害:有些苯的氨基和硝基化合物,可直接作用于肝细胞,引起中毒性肝炎,有的则由于溶血作用,使血红蛋白及含铁血黄素等红细胞破裂分解物沉积于肝,继而引起肝损害。③泌尿系统损害:接触某些苯的氨基和硝基化合物或其代谢产物可出现急性化学性膀胱炎、出血性膀胱炎等。④神经系统损害:苯类化合物脂溶性强,易通过血-脑屏障引起神经系统的损害。重度中毒患者可有神经细胞脂肪变性,视神经区可受损害,发生视神经炎、视神经周围炎。⑤皮肤损害和致敏作用:某些化合物对皮肤有强烈的刺激作用和致敏作用,可引起接触性皮炎及过敏性皮炎。三硝基甲苯、二硝基酚等经血液进入晶状体后,使晶状体发生混浊,引起中毒性白内障。

（三）甲醛

甲醛（formaldehyde）俗名蚁醛，属饱和脂肪醛类，常温下为无色有辛辣气味的气体，其35%~40%的水溶液俗称福尔马林（formalin），是医学常用的组织器官固定液。甲醛是世界产量最高的十大化学物之一，有3 000多种用途，广泛用于各种生产和科研部门。除工业生产外，甲醛主要用于制造树脂（如酚醛树脂、脂醛树脂）和合成塑料或橡胶。在建筑材料、木材加工、造纸、纺织、皮革加工、制药、油漆、炸药等工业也有大量应用。甲醛水溶液在农业、林业、畜牧业、生物学和医药中普遍用作消毒、防腐和熏蒸剂，例如滥用于海产品和水果的保鲜。因此在各部门均有大量职业接触人群。此外，甲醛还广泛用于房屋装修的木材或胶合板，是目前受到广泛重视的环境污染物之一。

甲醛对人体健康的危害包括刺激作用、致敏作用和致突变作用。①甲醛的主要危害表现为对皮肤黏膜的刺激作用。甲醛是原浆毒物质，能与蛋白质结合。高浓度吸入时出现呼吸道严重的刺激和水肿、眼刺激、头痛。②甲醛也是一种环境致敏原。皮肤直接接触甲醛，可以引起过敏性皮炎、色斑、坏死。吸入高浓度甲醛时可以诱发支气管哮喘。③高浓度甲醛还是一种基因毒性物质，具有致突变作用。实验动物在实验室高浓度慢性吸入的情况下，可以引起鼻咽肿瘤。目前一般认为，非工业性室内环境甲醛浓度水平还不至于导致人体的肿瘤。

（四）一氧化碳

生产中接触CO的作业不下70余种，主要有炼焦、炼钢、锻造、铸造等。CO也是化学工业的原料，用于制造光气、甲醇、甲醛、甲酸等。

CO经呼吸道侵入体内，透过肺泡气–血屏障弥散入血。进入血中的CO约90%与血红蛋白中的二价铁结合，生成碳氧血红蛋白（carboxyhemoglobin，HbCO），使血红蛋白失去携氧能力；约10%与肌红蛋白、细胞色素等含铁蛋白结合；以物理状态溶于血中的不到1%。HbCO无携氧能力，竞争性地替代HbO_2，还阻碍产生HbO_2中氧的解离和组织内二氧化碳的输出，最终导致组织缺氧和二氧化碳潴留，产生中毒症状。

（五）硫化钠

随着我国经济的发展与工业技术的进步，作为基础化工原料之一的硫化钠年消费出口量呈现增长之势，硫化钠在各种工业生产中发挥着重要作用。硫化钠可用于多硫化钠、硫代硫酸钠、硫氢化钠等产品的制造。在染料工业中，硫化钠可用于生产硫化染料，作为硫化蓝与硫化青的原料；用于印染工业中可作为溶解硫化染料的助燃剂、造纸工业中纸张的蒸煮剂、制药工业中用于生产非那西丁等解热药。在铝及合金碱性蚀刻溶液中添加适量的硫化钠可明显改善蚀刻表面质量，同时也可用于碱性蚀刻液中锌等碱溶性重金属杂质的去除。

硫化钠具有强腐蚀性与毒性，与皮肤、毛发等触碰时会造成腐蚀，与水相融时呈强碱性，触碰到人体会造成极强的腐蚀性与刺激性。当硫化钠发生潮解时释放出的硫化氢气体被人体吸入会引发肺水肿，造成中枢神经系统缺氧甚至窒息。当硫化钠粉末与空气接触时可能造成爆炸反应。硫化钠燃烧时会释放出二氧化硫气体，危害黏膜与皮肤的健康。

此外，化学消毒剂及化妆品对人体也有一定程度的损害。化学消毒剂是指用化学消毒药物作用于微生物和病原体，使其蛋白质变性，失去正常功能而死亡。常用的化学消毒剂有次氯酸钙、过氧乙酸、环氧乙烷乙醇和碘酒等。多数的消毒剂具有挥发性、氧化性和腐蚀性。当化学消毒剂受到光照时易分解出有毒气体，如含酸洗涤剂和含氯消毒剂混合使用时会产生氯气,通过呼吸道吸入会引起氯气中毒。长时间或反复的皮肤接触也可引起皮肤损伤,发生水肿,甚至对皮肤产生腐蚀作用。

化妆品是指以涂抹、喷洒或者其他类似方法,散布于人体表面的任何部位,如皮肤、毛发、指趾甲、唇齿等,以达到清洁、保养、美容、修饰和改变外观,或者修正人体气味,保持良好状态为目的的化学工业品或精细化工产品。化妆品根据其用途可分为护肤类化妆品、美发类化妆品、美容修饰类化妆品、芳香类化妆品、口腔卫生用品。化妆品的基质是化妆品的主体,是具有主要功能的物质,常用来制作化妆品基质的有油脂、粉类、蜡、胶质类、溶剂类(水、醇、酯、酮等)。正确选择和使用化妆品可以使人体皮肤和毛发保持清洁健康,降低外界理化性质对皮肤的刺激,保持皮肤清洁,起到护肤、洁肤的作用。化妆品使用时是直接与受用部位接触,化妆品发挥其功能的同时也会产生一些不良反应。

化妆品对皮肤的不良影响包括:①刺激性接触性皮炎,属于化妆品对皮肤产生的最常见的损伤,皮损止于接触部位,边界清晰。②变应性接触性皮炎,是化妆品中存在能刺激免疫系统发生迟发型免疫反应的变应原,该皮炎的发生与使用者的体质有关。③化妆品光感性皮炎,是指化妆品中含有光变应原,使用该种化妆品之后经光照后发生皮肤炎性反应。④化妆品痤疮。⑤化妆品皮肤色素异常。此外,化妆品在生产过程中使用的化学原料也可能发生微生物污染,使用被致病菌感染的化妆品可导致局部甚至全身感染。化妆品中的溶剂(如二甲亚砜、醇类)使化妆品保持其物理性质,通常是低毒的,若长期大面积使用,经皮肤吸收,也可能引起不良反应。除此之外,被污染的化妆品中还含有多种重金属物质,常见的有汞、铅、砷,长期使用含重金属的化妆品会使机体负荷加重,对健康产生危害。

六、其他

(一)光污染

高层建筑使用大面积反光玻璃作为外墙,可以反射太阳光,使人出现晃眼、眩晕等不良的感觉,称为光污染。光污染是继废气、废水、废渣和噪声污染后的一种新的环境污染源,包括白亮污染、人工白昼污染和彩光污染,过量的光辐射可对人类生活和生产环境造成不良的影响。

光污染严重损害人们的眼睛,如荧光灯频繁闪烁会使瞳孔频繁缩放,造成眼部疲劳;如长时间受到强光的刺激,会使视网膜水肿、视力模糊,甚至对视网膜上的感光细胞造成破坏。光照越强烈对眼睛的刺激性越大,城市中高建筑物的玻璃幕墙如同一面巨大的玻璃,反射光进入行驶的汽车内,会使人发生暂时性失明或视觉错乱,容易导致交通事故的发生。光污染还会削弱婴幼儿的视觉功能,影响儿童的视力发育。白亮污染能使人头昏心烦,甚至发生失眠、食欲下降、情绪低落、身体乏力等。例如,从事长期焊接切割、冶炼等强光线的作业工作,又不注意劳动保护者,易患眼疾、头晕、困乏、食欲减退、体温增高等职业病。

研究表明,白粉墙的光反射系数为60%~80%,镜面玻璃的光反射系数82%~88%,特别光滑的粉墙和洁白的书簿纸张的光反射系数高达90%,这个数值大大超过了人体所能承受的生理适应范围,可对人眼的角膜和虹膜造成伤害,抑制视网膜感光细胞功能的发挥,引起视疲劳和视力下降。光污染不仅损害视力,还可能诱发癌症。国外有研究表明,夜班工作与乳腺癌和前列腺癌发病率的增加具有相关性。上夜班时间越长,患病可能性越大。原因可能是非自然光抑制了人体的免疫系统,影响激素的产生,内分泌平衡遭破坏而导致癌变。此外,光污染不仅有损人的生理功能,而且对人的心理也有影响,可能会引起头痛、疲劳、性能力下降,增加压力和焦虑。

(二)噪声

噪声是妨碍人们正常休息、学习和工作的声音,以及对人们要听的声音产生干扰的声音。长期接触一定程度的噪声会对人体产生不良的影响。噪声除了影响听觉系统外,对非听觉系统也有一定的影响。噪声对人体产生的影响在早期多为可逆的、生理性改变,但长期接触噪声会对机体产生不可逆性的、病理学改变。

物理学将噪声定义为杂乱无章、没有规律的声音。环境医学将环境中人们不需要的声音都定义为噪声,如车辆、飞机通过时发出的声音,洗衣机、吸尘器运行时发出的声音都是噪声,阅读、休息时周围环境中的音乐、讲话、广播等也被认为是环境中的噪声。

噪声对人体的影响主要有三个方面:危害健康、影响休息和睡眠、干扰正常的语言交流。其中危害健康、影响休息睡眠与环境医学的关系最为密切,包括噪声对听觉系统、神经系统、心血管系统等的影响。

噪声对听觉损伤的影响,一般都是由生理性损伤到病理性损伤,即先出现暂时性听阈位移,继而发展成永久性听阈位移。暂时性听阈位移包括听觉适应和听觉疲劳,通常以 16 小时为限,如果这样一段时间内听力不能恢复,因工作原因需要继续接触噪声,即之前噪声对听觉的损伤还未完全恢复,又再次接触噪声,听觉疲劳难以恢复,且持续加重,听觉疲劳将可能发展成永久性听阈位移。永久性听阈位移属于不可逆性听力损害,且使内耳具有病理性改变,如听毛稀疏、缺失,听毛细胞肿胀、变性或消失。噪声除了对听觉系统造成可逆或不可逆的损害外,还对非听觉系统有损害作用。急性噪声暴露还可引起心脏血管伤害,如长期的噪声暴露使血压增高。长时间的噪声污染可以引起男性不育;对女性而言,则会导致流产和胎儿畸形。此外,噪声对睡眠、心理及人类生活有不可忽略的影响。

(三)辐射

辐射指的是能量以电磁波或粒子的形式向外扩散。自然界中的一切物体,只要温度在绝对温度零度以上,都以电磁波和粒子的形式时刻不停地向外传送热量,这种传送能量的方式被称为辐射。天然的辐射可以提高人体免疫力,但长期或大剂量照射会对人体健康造成影响,引起各种放射病。辐射可以分为电离辐射和非电离辐射。

1. **电离辐射** 接触机会包括放射性矿物的开采、冶炼和加工,以及核反应堆、核电站的建设和运转;射线发生器的生产和使用,如加速器、X 线和其他射线的医用,工农业生产中使用辐射源等;放射性核素的加工和使用,如核素化合物、药物的合成,以及在实验研究及诊疗上的应用等。

电离辐射会导致各种疾病,如急性放射病:指人体一次或短时间(数日)内分次受到大剂量照射而引起的全身性疾病,多见于事故性照射和核爆炸;慢性放射病:人体长期受到超容许剂量的慢性辐射可引起慢性放射病。早期主要症状为神经衰弱综合征,表现为头痛、头晕、睡眠障碍、疲乏无力、记忆力下降等,伴有消化系统障碍和性功能减退。

2. **非电离辐射** 指频率在 100kHz~300GHz 的电磁辐射,也称为无线电波,包括高频电磁场和微波。接触机会主要有高频感应加热如高频热处理中的焊接、冶炼;高频介质如加热不良导体,如木材、面纱的烘干,塑料制品热合,橡胶的硫化等。非电离辐射的暴露可导致急性伤害。职业接触主要是低强度慢性辐射对神经系统、眼和生殖系统功能的影响。

辐射对人体产生危害的方式分为外照射和内照射两种。外照射是指放射源在人体之外对人体产生的照射,包括体表放射性污染引起的照射。一般而言,α粒子的生物效应虽然较大,但是其穿透能力小,所以α射线几乎不存在外照射的危害;外照射的危害主要来自于γ射线、中子和β射线。其中,γ射线是主要的外照射方式,它有很强的贯穿力,能穿透人体深处,对人体所有的器官和组织都能造成电离辐射损伤;内照射是指放射性物质进入人体内,造成对人体器官或组织的持续照射。放射性物质的内照射对人体造成的危害往往比外照射更大。

辐射对人体的危害主要有:①急性效应,是指机体在短时间内(几秒至几日)一次或多次受到大剂量的照射,引起的急性全身性损伤。主要发生于核事故和放射事故等情况下。严重情况下可引起急性放射病。②慢性效应,是指机体在较长时间内受低剂量率、超剂量限值照射(指外照射),引起的全身慢性放射损伤。主要表现为神经衰弱症候群和自主神经的功能紊乱。常见的症状有:疲乏无力、头昏头痛、记忆力减退。③胚胎效应,是指胚胎在发育过程中,胚胎本身受射线照射(即宫内照射)所引起胚胎的损伤。常见的典型效应有致死、畸形和发育障碍。④远期效应,是指受到一次中等或大剂量X射线、γ射线或中子照射,或长期小剂量的累积作用,或放射性核素一次大量或多次小量侵入机体,在半年以后(通常几年或几十年)出现的变化。远期效应包括随机性效应和确定性效应。随机性效应如致癌和遗传效应,确定性效应如白内障和寿命缩短。

(四)热能污染

热污染是指现代工业生产和生活中排放的废热所造成的环境污染。热污染可以污染大气和水体。火力发电厂、核电站和钢铁厂的冷却系统排出的热水,以及石油、化工、造纸等工厂排出的生产性废水中均含有大量废热。这些废热排入地面水体之后,能使水温升高。热污染改变了温度环境固有的热力学平衡状态,对人类和动植物、对环境、对气候,都可能造成危害。

在炎热的夏季,气温升高将会降低人们的工作效率,对人类生活和生产活动造成不良影响。而气温的异常升高还可能危害人们的身体健康。在高温环境里,人体的免疫功能下降,疾病的抵抗力减弱,容易罹患各种疾病。

热能污染是指现代工业生产和生活中排放的废热所造成的环境污染。热能可以对大气和水体造成污染。火力发电厂、核电站和钢铁厂的冷却系统排出的热水,以及石油、化工、造纸等工厂排出的生产性废水中均含有大量废热。这些废热排入地面水体之后,能使水温升高。热污染改变了温度环境固有的热力学平衡状态,对人类和动植物、对环境、对气候,都可能造成危害。

气温升高除了对人类生活和生产活动造成不良影响,气温的异常升高还可能危害人们的身体健康。在高温环境里,人体的免疫功能下降,疾病的抵抗力减弱,容易罹患各种疾病。

造成热能污染最根本的原因是能源未能被最有效、最合理地利用。随着现代工业的发展和人口的不断增长,城市排入大气的热量越来越多,环境热污染将日趋严重。热污染首当其冲的受害者是水生生物,由于水温升高使水中溶解氧减少,水体处于缺氧状态,同时又使水生生物代谢率增高而需要更多的氧,造成一些水生生物在热效力作用下发育受阻或死亡,从而影响环境和生态平衡。此外,河水水温上升给一些致病微生物造成一个人工温床,使它们得以滋生、泛滥,引起疾病流行,危害人类健康。

（五）不良振动

振动是指质点或物体在外力作用下,沿直线或弧线围绕平衡位置(或中心位置)作反复运动或旋转运动。由生产或工作设备产生的振动称为生产性振动。适宜的振动有益于身心健康,具有增加肌肉活动能力、解除疲劳、减轻疼痛、促进新陈代谢的作用。在生产条件下,作业人员接触的振动强度大、时间长,振动会对机体产生不良影响,甚至引起疾病。长期接触振动引起脑电图改变、条件反射潜伏期改变、交感神经功能亢进、血压不稳、心律不稳、握力下降、肌纤维颤动、肌肉萎缩和疼痛等。长期使用振动工具还可引起局部振动病,局部振动病被我国定为了法定职业病。

振动是弹性物体受外力作用后,围绕平衡位置呈周期性的往复振荡或旋转的运动。生产性振动主要来自振动性工具盒设备,人体长期接触强烈振动可能产生病损。

主要有全身振动、手动振动、运动病三种类型。

1. 全身振动　工作地点或座椅的振动,由人体足部或臀部接触振动,振动通过手臂传导至全身称为全身振动。对机体的不良影响有主观感觉疲劳、嗜睡、头晕、焦虑、肌肉酸痛、虚弱等。注意力不集中,工作效率降低,血压升高,脉搏增快,心脏搏出量少,脉压增大可致心肌局部缺血。胃酸分泌和胃肠蠕动呈现抑制。

2. 手动振动　振动通过振动工具、振动机械或振动工件传向操作者的手和臂。长期持续使用振动工具,可以引起手臂的血管、神经、肌肉、骨关节等各种类型的病损,严重时可引起手臂振动病。

3. 运动病　又名晕动病,是作业人员在车、船或飞机等交通工具上工作,由于颠簸、摇摆或旋转等任何形式的加速度运动,刺激人体的前庭器官而出现的一系列急性反应性症状的总称。患者先有疲劳感、精神不振、面色苍白、出冷汗等,继之可出现眩晕、恶心、呕吐。呕吐严重者可发生水与电解质紊乱,甚至休克。

第二节　常用检测技术及部分
环境污染物的检测方法

在环境损害事件中,环境法医学通过系统性、科学性地评估释放到环境中污染物的物理、化学、历史等信息,形成科学的、有法律效力的结论。在此过程中,多维度的法医学技术可被用于确定污染物的种类、浓度、纯度、来源,进行降解模拟、迁移模拟和出现时间鉴定。一些常用检测技术及部分环境污染物的检测方法介绍如下。

一、化合物指纹技术

化合物指纹技术即通过一种或一类特定且相对稳定的化合物来判断和追踪某种物质在环境中变化情况的一种科学技术方法。利用化合物指纹技术可监测环境(通常包括大气、土壤、水、沉积岩以及动植物等)中的污染物变化。根据污染物所特有的化合物以及化合物组成比例等来确定它的来源、流经方向以及最终可能转化成环境中的其他物质,对此环节中的各个途径加以控制,从而减少污染物对环境和人类造成的危害。

现有的化合物指纹技术分两大类,分别是化合物组成成分指纹图谱技术和同位素指纹图谱技术。化合物组成成分指纹图谱技术适用于油类污染物的研究,它采用的方法有气相色谱法(GC)、气相色谱分析 – 质谱法(GC–MS)、高效液相色谱法(HPLC)、红外光谱法(IR)、同位素比值质谱法(IRM)等,这些方法又分为特异性和非特异性检测方法。气相色谱法(GC)是一种分析速度快和分离效率高的分离分析方法,采用高灵敏选择性检测器,使得它又具有分析灵敏度高、应用范围广等优点。气相色谱 – 质谱联用技术使得复杂混合物的快速分离和化合物鉴定成为可能,是现在最常用的化合物指纹技术之一。

化合物指纹技术在石油泄漏监测中应用最为广泛,最早应用于 20 世纪 70 年代中期的海上溢油事件,主要通过检测烃类化合物含量和组成比例来判断石油在环境中是否发生泄漏污染。从土壤和水中取样,进行烃指纹分析可评估土壤、沉积物、水和空气中石油的释放量,也可确定石油或汽油污染的来源、时间和类型。石油是由成千上万的碳氢化合物(烷烃、烯烃、多环芳香族化合物 – 多环芳烃等)组成的复杂混合物,由各种不同的化学物质在很长一段时间内在各种地质条件下转化而形成。因而,当它发生原油泄漏污染时,可通过化合物指纹技术描述油源性污染物,确定污染情况,如一些常用的生物标记物,包括三环、四环素、五环萜(藿烷)、甲基化的藿烷、甾烷、甲基化甾烷、非甾烷类和芳香甾烷类化合物等。生物标记物是一种复杂的烃类化合物,它来源于原油及其成品油中存在的有机化合物,这些有机化合物与环境风化过程密切相关。

海洋溢油是指石油在勘探、开发、炼制及运储过程中,由于意外事故或操作失误,造成原油或油品从作业现场或储器里外泄,使原油或者油品流向海滩、海面,同时因为油质成分的不同,从而形成薄厚不等的油膜,这一现象称为溢油。海洋溢油的来源有多种,据统计,全球每年由于人类活动所造成的石油泄漏量高达 1 000 万吨,约为全球石油总产量的 5‰,全球每年大约有 235 万吨的石油及其炼制品进入海洋中,而其中陆源污染的油量占海洋油污染总量的 51%,船运排放油量(包含船舶事故)占海洋油污染中总量的 23%。我国的海洋石油勘探活动主要集中在渤海以及南海海域,因此,该区域较易于受溢油污染。

生物标志化合物特征比值可作为溢油鉴别主要指标。饱和链烷烃指纹信息具有较好的生源指示意义,常作为溢油鉴别的重要指标。萜烷、甾烷类典型生物标志化合物由于其较强的抗风化能力,在重度风化油种的鉴别工作中得到了广泛的应用。多环芳烃及其烷基化系列生物标志化合物作为风化检查的主要工具在溢油鉴别工作中也越来越重要。

生物标记指标和生物标志物指纹图谱也已成功地应用于确定溢油中生物降解的程度。油类污染物的降解过程较快,它的烷烃分布模式主要依据源燃料的类型,以及蒸发、溶解和生物降解等过程。油中的正烷烃是一类具有相似代谢降解途径的组分,其水溶性随链长的增加而降低。但油类污染物中包含一些未知的复杂化合物,由于它们的分子结构复杂,致使其降解速度大大低于正烷烃。降解程度与链长度有关,链长度越短越易降解,直链比支链容易降解。随着时间的延长,原油饱和烃的相对含量下降。应用气相色谱来检测烷烃的峰值变化,进而可得知油在自然环境中的降解情况,对环境治理不可或缺。如,常用正十七烷 / 姥鲛烷(n–C17/Pr)与正十八烷 / 植烷(n–C18/Ph)比值作为评价原油饱和烃降解的重要指标。

原油的色谱分析可在气相色谱上完成,色谱柱可使用 50m × 0.20mm × 0.50μm,HP–PONA 毛细管柱,载气为氦气,气体流速可使用 1.2ml/min。进样口温度 310℃。无分流进样

1μl。柱室温度从 50℃开始以 6℃/min 升温到 310℃。原油的色谱 – 质谱分析可在气相色谱质谱联用仪上进行,可选择 DB5–MS 毛细管色谱柱(30m × 0.25mm × 0.25μm)。氦气为载气,流速 1.2ml/min,进样口温度 300℃,柱室从 80℃程序性升温至 300℃。质谱扫描数范围 m/z 50～550,电子轰击(EI)离子源温度为 230℃,电子能量 70eV。

饱和烃色谱分析可使用气相色谱柱(30m × 0.25mm × 0.25μm,HP–5),氦气为载气,流速 1.2ml/min,进样口温度 310℃。无分流进样,进样体积 1μl。色谱升温程序为:初始 50℃,以 6℃/min 升温到 310℃,保持 30 分钟。饱和烃色谱 – 质谱分析同上述原油的色谱 – 质谱分析条件。

中性氮化合物色谱 – 质谱分析可参考 GB/T 18606—2001《气相色谱质谱法测定沉积物和原油中生物标志物》,可使用 HP–5MS 弹性石英毛细色谱柱(30m × 0.25mm × 0.25μm),载气为氦气,载气流速 1ml/min。进样口温度 300℃,传输线温度 290℃,柱温初始为 80℃,以 15℃/min 升温至 150℃,再以 3℃/min 升温至 270℃,保持 10 分钟。质谱分析使用 EI 离子源,电子能量 70eV,扫描离子 m/z 167、181、195、209、217、223、231、237、243、245、251、259、273。

除了原油,化合物指纹技术还可用于成品油的溢油鉴别。成品油是由原油开采出来后在一个企业中加工完毕、符合一定的质量标准,可以向外供应的合格石油产品,包括汽油、柴油、航空煤油、润滑油等。成品油是典型的复杂混合物体系,其中的生物标志化合物种类和含量与原油相比较少。例如,润滑油中主要含有甾烷、萜烷类生物标志化合物,含有非常少量的饱和链烷烃和多环芳烃类生物标志化合物。柴油中均含有双环倍半萜类化合物,由于原料和加工条件的不同,不同工艺来源的柴油间双环倍半萜类化合物的含量和分布有很大差别。

在土壤污染物调查方面,化合物指纹技术可分析特定化合物的污染指纹。例如,使用 HPLC–MS/MS 分析土壤中全氟化合物的含量及其污染特征受土壤区域功能的影响。大气中全氟化合物可通过干湿沉降进入土壤,水中全氟化合物可通过地表径流、灌溉进入土壤。河口、近岸、农田、城市以及水源保护地表层土的全氟化合物的污染水平与指纹特征,对于认识典型全氟化合物污染物的来源,针对性地进行污染物监管和治理均具有重要意义。

气相色谱 – 同位素比值质谱法(gas chromatography isotopes ratio mass spectrometry,GC–IRMS),又称单体烃同位素比值分析,该方法通过测定各组分中碳、氮、氧或氢等元素的稳定同位素比来确定化合物指纹。可用于测定石油、天然气和沉积岩的氯仿沥青中单个化合物的 $\delta^{13}C$ PDB(国际标准物质 Pee Dee Belemnite)值。通过气相色谱实现单个化合物的分离,使之分别进入燃烧炉氧化成二氧化碳气体,再导入同位素质谱仪检测。

同位素指纹图谱技术还常用于重金属的污染评估。由于重金属铜污染以及铜的化合物污染在水和土壤中较常见,因此在污染检测中最常用的是铜元素的同位素,常用其追踪溯源,并可对根源地的矿石岩层中的水进一步分析。如,德兴斑岩矿是一种典型的露天型开采矿且占据金属矿产开采重要比例,它主要是从低含量铜矿石中提取铜(主要矿石矿物黄铜矿 $CuFeS_2$),因此,它会产生大量的垃圾矿石堆和工厂加工废水,进而引发一系列污染。废水为含有大量有害颗粒的碱性水,垃圾矿石堆会造成残留金属渗漏土壤,它们都将对周围环境和动物造成不同程度的损害。不同种类的铜矿石和尾矿的铜同位素值不同,因此,水中铜同位素值变化可以用来识别铜的来源。在金属污染物铜同位素检测中,常用离子交换气相色谱法对水中和曾堆放矿石处土壤的地下水进行取样检测,根据色谱图可以追溯污染物来源和成分,从而进行对应治理和预防。

二、微生物技术

微生物在环境中无处不在,土壤甚至沙土中都富含微生物,其种类有细菌、真菌、原虫和病毒,研究表明 1g 耕地土壤中包含超过 10 亿个微生物的集落形成单位。地上与地下的生态系统取决于土壤微生物的稳定性、适应力以及正常功能。微生物的存在离不开环境,而微生物的数量、分布和种群组成、理化性状、遗传变异等,又是环境状况综合而客观的反映。因此,利用微生物可指示环境状况,监测环境污染,评价污染物毒性。微生物监测是指利用微生物资源对环境污染或变化所发生的反应,阐明环境污染状况,从生物学角度为环境质量的监测和评价提供依据,有独特的优点,应用较广。

微生物技术是环境污染检测的新技术,是从分子水平研究污染物作用下生物体内各种指标的变化,作为联系污染物与生物效应之间的纽带,所需仪器设备较物理、化学检测更易操作,具有较高的灵敏度、可靠性、稳定性、实时性。微生物技术不仅可以揭示环境样品和生物体内污染物的浓度,还可以反映污染物的毒性,成为污染物的暴露与效应最灵敏的监测指标,对于环境污染的探查和快速筛选、环境健康的风险评价及污染物长期毒性效应的早期预报均具有重要意义。

环境污染的辐射范围比较广,能够对人体、动植物和微生物等造成一定的影响。另外,监测人员可以监测微生物对环境污染物产生的生物效应,检测污染物的毒理性质、作用机制和损坏现象等,明确环境污染物与微生物之间的关系,以及其对微生物的影响,并明确判定环境中各项污染物的指标,从而寻求相应的解决方式。污染物常以混合物的状态存在,例如,水中的污染物类别包括有机物和无机物,有天然的(如重金属)和人造的(如农药),形态有气体、液体、悬浮、乳化、溶解、胶体等。

在微生物常规检测中,通常对微生物进行形态结构、培养特性方面的观察,再利用化学反应来测定微生物的代谢物,以鉴别一些形态和其他方面不易区别的微生物,以更好地进行微生物分类鉴定。近年来,微生物检测技术应用较为广泛,如,运用细菌总数和粪便污染指示菌监测水质,运用发光细菌检测环境有毒物质,运用水中藻类生长量监测水质或物质霉性等。这些方法都已形成较为成熟的操作手段和检验标准,具有较强的实践价值。归纳起来,用于环境监测的微生物技术主要包括环境污染的指示微生物检测、污染物生物毒性的微生物检测、污染物致突变的微生物检测以及生物传感器。

(一)环境污染的指示微生物检测

指示微生物是指在常规的环境监测中,用于指示环境样品污染程度,并评价环境污染状况的具有代表性的微生物。微生物群落监测技术已经被普遍应用到重金属、农业、化工、食品、家纺以及生活污水等各个领域。环境污染物可随时间以及环境条件而发生变化。在监测某区域内的微生物群落时,能够明确掌握某时间范围内的环境污染变化情况和环境污染历史情况。一般污染指示微生物指标包括细菌总数、真菌和酵母菌总数。细菌总数是指环境中被测样品在一定条件下培养后所得的 1ml 或 1g 检样中所含的细菌菌落总数。细菌总数主要反映环境中异养型细菌的污染度,也间接反映一般营养性有机物的污染程度。微生物总数的表示方法一般采用:个 /ml、cfu/ml 或 cfu/g。其中,cfu(colony forming unit)指单位体积、单位表面积或单位质量检样中菌落形成单位;pfu(plaque formation unit)指空斑形成单位,用于病毒、蛭弧菌的效价测定。真菌和酵母菌总数是指环境中被测样品经过处理,在一定条件下培养后所得的 1ml 或 1g 检样中所含的真菌和酵母菌菌落总数。检测真菌和酵母菌是从另一生物学层次反映环境的一般污染。

土壤中微生物对重金属胁迫的敏感程度大于动物和植物,因此,可以利用土壤微生物生态特征的变化来预测土壤环境质量的变化,将其作为评估土壤污染状况的重要指标。虽然微生物可吸收和转化重金属及其化合物,但当环境中重金属的浓度增加到一定程度时,就会抑制微生物的生长代谢,甚至引起死亡。非生物学意义的重金属,如 Cd 在低浓度时就有较大的毒性。下列 5 种重金属对微生物群落的毒性由强到弱依次为 Cd、Cu、Pb、Zn 和 Cr,同一种重金属的毒性大小随着土壤中有机物质含量的升高而降低。大多数情况下,重金属污染会对微生物固有的群落结构和活性造成不利影响。长期受重金属污染的环境中的微生物群落结构会发生改变,物种多样性发生大规模的减少,大部分敏感的物种逐渐消失甚至灭绝,而关键代谢活动(反硝化和重金属抗性)较强的耐性物种存活下来形成新的群落,数量增多并积累。不同种类的微生物对重金属的敏感程度不同而产生不同的耐性,土壤微生物对 Pb、Cd、Hg 和 As 的耐受程度均表现为真菌 > 放线菌 > 细菌。此外,土壤酶活性对重金属污染的指示作用逐渐受到关注,研究表明重金属污染会对土壤酶活性产生促进或者抑制作用。微生物胞外酶(脲酶、酸性磷酸酶等)对重金属污染的耐性明显大于胞内酶(脱氢酶、过氧化氢酶等),在多数情况下,脲酶对重金属污染的敏感程度大于酸性磷酸酶,脱氢酶的敏感性大于过氧化氢酶。过氧化氢酶、脲酶、磷酸酶和蔗糖酶活性与重金属(Cd、Zn、Pb、Cu、As、Cr)浓度呈负相关。

粪便污染指示菌的检测在污染检测中也十分重要。比如,在水质检验过程中,监测人员可以通过检验水中的大肠菌群、肠道病毒等,判断整体水质及其卫生质量。常用指标包括总大肠菌群和粪大肠菌群。总大肠菌群(total coliform)也称为大肠菌群,是一群需氧和兼性厌氧的、37℃培养 24 小时可使乳糖发酵产酸产气的革兰阴性无芽孢杆菌,包括埃希菌属、柠檬酸杆菌属、肠杆菌属、克雷伯菌属等。大肠菌群测定常采用多管发酵法或滤膜法。粪大肠菌群(fecal coliform)指能够在 44~45℃发酵乳糖的大肠菌群,亦称耐热性大肠菌群(thermotolerant coliform)。粪大肠杆菌也包括 4 个属,但以埃希菌属为主。粪大肠菌群与粪便中大肠杆菌数目直接相关,在外界环境中不易繁殖,作为粪便污染指示菌意义更大。

在水质监测中,我国以一升水中含有的大肠菌群数作为是否卫生的标准,称为大肠菌群指数。也可以使用"大肠菌群值"这一定义,即指水样中可检出一个大肠菌群细菌的最小水样容积(数),此值越大表示水中大肠菌群数越少,每毫升水质越好。我国生活饮用水的水质标准为 1L 水中大肠菌群不得超过 3 个,即大肠菌群指数不得大于 3。一级地表水的大肠菌群数不超过 500,二级地表水的大肠菌群数不超过 10 000,三级地表水的大肠菌群数不超过 50 000。空气与菌类生长环境有一定的差距,但菌落群相对比较活跃,因此,监测人员仍然能够通过检测和判定空气中的菌落群了解环境污染的相关监测数据。可将细菌分布、生长情况和变异特性等作为空气污染情况的判定指标,如敏感菌群的消失、菌群适应性变化和生化反应等。

生物芯片技术也可用于微生物水平的高通量检测。生物芯片技术是融合微电子学、生物学、物理学、化学和计算机科学等学科为一体的高度交叉技术。根据反应体系状态的不同,可分为固相芯片和液相芯片。液相芯片与传统的固相芯片相比,检测结果更准确,信息质量更稳定,检测用时更少以及操作更简便。在环境微生物检测中,基因芯片技术可用于检测环境微生物群落的组成结构、生理状态、功能活动和系统发育等。

（二）污染物生物毒性的微生物检测

化学物的微生物毒性与鱼类毒性乃至人体毒性之间存在一定程度上的关联，因而可以用微生物毒性试验来进行污染物毒性测试，但该方法不能代替哺乳动物的毒性实验。哺乳动物与人类更为接近，其实验结果的指导意义更大。微生物毒性试验的突出优点是试验生物是细菌或其他微生物，因而费用十分低廉；其次，微生物体通常由单细胞或少数细胞组成，其毒性效应比较迅速，相应地试验时间可比常规的鱼类毒性试验缩短几倍乃至几千倍。因此，微生物检测在大范围的毒性污染调查中有其独特优势。在环境科学方面，微生物毒性试验在过去的五至十年中被逐渐应用于水污染控制领域。

污染物生物毒性检测选择微生物的某一项或几项生理指标作为指征，根据待测物质影响或者抑制这些指征的程度来判断毒性的强度，同时判定环境污染程度。毒性试验的常用参数包括致死剂量或致死浓度（绝对致死剂量、半数致死剂量、最小致死剂量和最大耐受剂量）、半数效应浓度和半数抑制浓度。具体检测试验包括如下几种。

1. 发光细菌 - 生物发光抑制试验　　发光细菌（luminous bacteria）是主要从海洋中分离的一类能够产生生物发光的细菌。目前发现的发光细菌主要有弧菌属、发光杆菌属和异短杆菌属，均为革兰阴性、兼性厌氧菌。生物发光是发光细菌生理状态的一个反映，在生长的对数期发光能力最强。20 世纪 70 年代至 80 年代初，国外科学家首次从海鱼体表分离和筛选出对人体无害、对环境敏感的发光细菌，用于检测水体生物毒性，现已成为一种简单、快速的生物毒性检测手段。发光细菌检测法是以一种非致病的明亮发光杆菌作指示生物，以其发光强度的变化为指标，测定环境中有害有毒物质的生物毒性的一种方法。其原理是毒物对细菌荧光素酶活性或细胞呼吸产生抑制，导致其发光能力减弱；通过光电测定装置检测发光强度的变化，根据细菌生物发光试验的发光抑制率进行毒性分级。该方法与传统鱼类 96 小时毒性试验具有良好的一致性，各实验室间结果重现性好。1991 年，Diane 曾对 100 种化学物质进行毒性测试，两类方法相关系数达 0.85。

测试时，需向测试管中定量加入菌液和样品，以苯酚作为阳性有机毒物对照，硫酸锌作为阳性无机毒物对照，蒸馏水为阴性对照，15℃下培养 5 分钟或 15 分钟，就可以从生物发光光度计直接读出光量抑制百分率，应保证同一剂量平行管间的发光强度差异小于 20%。美国 Microbics 公司设计制造了一套微毒测定仪器；美国 Beckman 公司研制出系列的细菌发光检测仪，将毒性的测定过程标准化，命名为 Microtox，成为国际通用、使用最广泛的微生物学检测方法。Microtox 方法的操作十分简便，反应时间只需 5~30 分钟。在我国，中国科学院南京土壤研究所成功地研制了 DXY–2 型的生物发光光度计；华东师范大学生物系也分别成功地研制了 9N–1 型生物毒性测试仪。

发光细菌法还可分析污染物的叠加毒性。发光菌是一类能运动的革兰阴性兼性厌氧杆菌，含有荧光素、荧光酶等发光要素，在有氧条件下通过细胞内 ATP 生化反应而产生微弱荧光。发光细菌在毒物作用下，细胞活性下降，导致发光强度的降低。例如，炼焦煤气厂废水用工业废水排放标准来衡量，废水中各项污染指标已经达到排放标准，但按照发光细菌法得出的生物毒性综合评价结果废水毒性还很高，仍可对环境形成生物毒性危害。对于水中急性毒性的测定，国家环境保护局制定了发光细菌法的测定标准《水质急性毒性的测定发光细菌法》（GB/T 15441—1995），用于工业废水、纳污水体及实验室条件下可溶性化学物质的水质急性毒性的检测和监测。随着技术的发展，发光细菌法将会和电子技术、光电技术、生物传感器技术、细胞固定化技术以及计算机技术紧密结合，逐步发展为在线监测系统，为水质分析提供更加快速有效的测试手段。

2. 硝化细菌 – 硝化作用抑制试验　毒性污染物抑制硝化作用的酶类，导致对底物的利用能力或产物的生成量下降。通过测定底物或产物的变化来检测毒性作用的程度。硝化作用抑制试验可单独选择亚硝化单胞菌或硝化杆菌，也可采用活性污泥中的混合菌株。1989年，国际标准化组织把该方法作为一种检测化合物或废水毒性的标准化方法（ISO9509）。

以硝化杆菌属为例，当细菌增殖至 10^8 个 /ml 时，在菌液中加入亚硝酸钠及样品，以加入蒸馏水组为对照。30℃下培养 4 小时后，检测亚硝酸根水平，比较样品组与对照组硝化作用强度。该方法与 Microtox 灵敏度相当，与鱼类毒性试验结果的相关性为 0.45。

3. 藻类 – 生长抑制试验　藻类对水体污染的反应十分敏感。藻类的生长量和水体污染的关系很大。应用于水质监测和毒性检测的常用藻类包括硅藻、栅藻、小球藻等。测试步骤包括：藻种繁殖，并接种至加入待测物的培养基，28~30℃恒温光照培养，基于生长量绘制生长曲线，计算最大生长率。藻类生长量的测量指标包括：藻体生长量、放氧量、摄取 ^{14}C 量以及细胞 DNA 和 ATP 含量。其中，藻体生长量的测量指标包括：细胞计数、藻体干重、藻液浑浊度和叶绿素 a 含量。

4. 原生动物 – 微尺度群落级毒性试验　该方法又称微型生物群落监测法，广泛用于水环境的毒性监测和评价。监测对象包括细菌、真菌、原生动物、藻类和小型轮虫。正常条件下，自然水环境的微型生物群落种类、分布、构成有一定规律，外界环境因素的干扰下，群落的平衡被破坏，结构特征也随之变化。通过分析微型群落结构和功能参数，判断水环境的质量状况或污染物质的毒性特征。检测结果有很强的生态学意义。PFU（聚氨酯泡沫塑料块）法是在群落水平的检测方法，较物种水平、种群水平更高，能够提供较大的环境真实性。相应的国家标准为《水质微型生物群落监测 PFU 法》（GB/T 12990—1991）。

聚氨酯泡沫塑料块的孔径 100~150μm，微型生物可进入其内，可收集到 85% 的微型生物种类，具有环境真实性。一定时间，原生动物种群构成会达到平衡，而有害物会破坏这一平衡，比较试验组和对照组的群落结构和功能参数，即可评价水体质量与污染程度。

（三）污染物致突变的微生物检测

污染物对人体的潜在危害，引起了人们的普遍关注。人类癌症的发生与环境污染物的致突变性有一定的关系。一些人工合成的化学物质能直接损伤生物体而使基因和染色体发生DNA 改变，这类物质称为遗传毒物。为防止遗传毒物诱发新的突变而增加新的遗传病，人们采用了突变性监测技术。目前，世界上已发展了百余种短期快速测试法，用于污染物的遗传毒性检测。所有这些检测试验都是基于诱变剂作用的共性原则，即化学药剂对细菌的诱变率与其对动物的致癌性成正比，超过 95% 的致癌物质对微生物有诱变作用，90% 以上的非致癌物质对微生物没有诱变作用。常用的遗传毒性监测方法主要有 Ames 试验和彗星试验。

1. Ames 试验　Ames 试验是检测具有遗传毒性的化合物对碱基序列是否造成突变的一种灵敏简便的方法。可用于检测水源水和饮用水的致突变性；检测城市污水和工业废水的致突变性，结合化学分析，追踪污染源，为研究防治对策提供依据；检测土壤、污泥、废渣堆肥、废物灰烬的致突变性，防止土壤受诱变剂污染后，通过农作物危害人类；检测气态污染物的致突变性，防止污染物经由大气，通过呼吸对人体发生潜在危害；检测农药在微生物降解前后的致突变性，了解农药在施用后代谢过程中对人类有无隐患。

1975 年，美国加利福尼亚大学 Bruce Ames 教授等正式建立了该方法，目前已被世界各国广为采用，是检测环境诱变剂的首选试验。它利用一组鼠伤寒沙门氏菌（*Salmonella typhimurium*)突变型菌株,即一系列组氨酸营养缺陷型菌株(His⁻),在加入或不加入哺乳动物肝微粒体酶活化的条件下,测定化学物质诱导其回复突变成野生型菌株的能力。当营养缺陷型细菌回复突变为野生型时,细菌从不能合成组氨酸到能合成组氨酸,从而能在不加组氨酸的选择性培养基上生长。鼠伤寒沙门氏菌的组氨酸营养缺陷型菌株,在含微量组氨酸的培养基中,除极少数自发回复突变的细胞外,一般只能分裂几次,形成在显微镜下才能见到的微菌落。受诱变剂作用后,大量细胞发生回复突变,自行合成组氨酸,发育成肉眼可见的菌落。根据在选择性培养基上生长的细菌菌落数目与对照组自发回复突变菌落数目相比较,来测定化学物质诱导微生物基因突变的能力。鉴定前应先进行增菌培养。目前推荐使用的一套菌株是组氨酸营养缺陷型菌株 TA97、TA98、TA100 和 TA102。为保证鉴定结果可靠,需同时培养野生型 TV 菌株,作为测试菌基因型之对照。实验方法很多,目前主要应用的是斑点法和平板掺入法。

许多环境诱变剂是出于非活性状态,只有经代谢后才成为 DNA 损伤物质。鉴于这种生物体内、体外可能存在的差异,可在体外加入哺乳动物(如大鼠)微粒体酶系统,使待测物活化,使 Ames 试验的准确率达 80%~90%。常用的酶系统是 S9 混合液(雄性大鼠肝脏匀浆物上清液、辅酶Ⅱ和 6-磷酸葡萄糖)。使用鱼的 S9 混合液则增进了水体污染物检测的生态相关性。因此,添加肝代谢的酶系统是环境诱变剂检测的里程碑事件。

2. **彗星试验** 彗星试验又称单细胞凝胶电泳试验,是在单细胞水平上监测损伤和修复的方法。当真核细胞受损产生 DNA 链断裂时,超螺旋结构受到破坏。在碱处理和碱性电泳液作用下解螺旋,使断链从超螺旋结构中释放出来,电泳时带负电荷的向正极迁移形成"彗星"现象(在荧光显微镜下观察受损形成的影像形似夜空中的彗星,故叫彗星试验)。通过测定迁移部分的光密度或迁移长度可测定单个细胞损伤程度,从而确立因素的作用剂量与损伤效应的关系。彗星试验用于环境中污染物致突变性监测。其操作简捷,需要的器材简单,时间短(1 天就能完成实验),可以准确而快速地对大规模的人群进行监测,能对单个细胞损伤进行研究,适用范围广等独特的优点,可监测各种类型组织细胞,特别是直接与环境遗传毒物接触的人体细胞,如口腔黏膜细胞、鼻黏膜细胞、食道黏膜细胞。如将彗星试验改良后,将细胞浸泡于不同浓度的工业废水中监测其对细胞的损伤效应,可以直接监测污水遗传 DNA 毒性,运用于环境监测已显示出良好的应用前景。

3. **诱变剂的发光细菌实验** 发光细菌除了用于各类污染物的急性毒性检测,经特殊处理后还可用于污染物遗传毒性的检测。检测的主要原理为发光细菌的自发暗变异株与致突变物接触后,可恢复一定强度的发光能力。美国 Microbics 公司将这一方法标准化,命名为 Mutatox。其使用的菌种为发光菌(*Photobacterium phosphoreum*),没有致病性。该实验也可添加大鼠肝 S9 微粒体,模拟诱变剂的代谢。

(四)生物传感器技术

生物传感器(biosensor)技术集微电子学、材料科学和生物技术等多种学科为一体,是一种对生物质敏感并将其浓度转换为电信号进行检测的方法。生物传感器通过利用与换能器保持直接空间接触的生物识别元件,提供特殊的定量与半定量分析信息。生物传感器由生物识别元件和换能器两部分组成。采用常用识别原件如酶、抗体、核酸、细胞受体等识别待测物的浓度等,然后转译为一定灵敏度的生物活性信号,再由换能器将生物活性信号转换为电信号。随着微生物固定化技术的发展,全细胞微生物传感器应运而生,细菌、真菌均可作为分子识别元件。微生物传感器主要由微生物膜和信号转换器组成。微生物膜是微生物与基质以一定的方式固化形成;信号转换器包括氧气电极、气敏电极、离子选择电极等。用于生物传感器的微生物有酵母、假单孢菌、芽孢菌、发光菌、嗜热菌等。

生物传感器应用十分广泛,可用于水环境和大气环境的检测、微生物细胞数目的测定。例如,利用硫杆菌制成硫化物传感器,应用于生活污水、工业废水等样品中的硫化物测定。生物传感器技术是微生物检测技术中的重要组成部分,在水污染处理中发挥着重要的作用。利用固定化微生物膜作为生物敏感元件,极谱型溶解氧电极作为换能器组成毒性微生物传感器,可实现对水体中有毒物质生物毒性的快速测试。在污染水中安装插放甲烷生物传感器、乙醇生物传感器等相关的微生物传感器,可有效地简化传统水污染检测工作中的复杂程序,提高水污染检测工作的便捷性和高效性。

微生物传感器是将微生物细胞与换能器结合在一起,所固定的微生物可以是有活力的细胞,可利用其呼吸代谢作用;也可以是无活力的微生物细胞,常被用作酶的廉价替代品。微生物传感器具有 3 个优点:①稳定性好,使用寿命长;②专一性强,只对特定的底物起反应,且不受颜色、浊度的影响;③可克服酶提取困难、价格昂贵和不稳定的缺点。随着基因工程技术的发展,极大地克服了天然菌的不足,扩大了污染物毒性检测的范围。微生物传感器还可同时具备不同指征的能力,如重组亚硝化单胞菌发光强度与硝化作用强度呈相关关系,实现用于生物毒性检测的两种不同的代谢指征。

三、同位素技术

同位素技术是利用放射性同位素或经富集的稀有稳定同位素作为示踪剂来示踪污染源中的元素迁移转化过程,主要是缘于自然界中组成每种元素的稳定同位素和放射性同位素大体具有相同的物理性质和化学性质。同位素示踪法在工业、农业、生物医学等诸多领域中都有着重要的应用价值。例如,Pb 同位素示踪法就广泛用于环境污染研究。Pb 在自然界中主要以 ^{204}Pb、^{206}Pb、^{207}Pb、^{208}Pb 4 种同位素存在,其中 ^{204}Pb 的半衰期为 1.4×10^{17} 年,远超过地球形成的年龄,被认为是稳定同位素,而 ^{206}Pb、^{207}Pb、^{208}Pb 分别是 ^{238}U、^{235}U、^{232}Th 衰变的最终产物,其丰度会随时间延长而不断增加,属于放射性同位素。Pb 同位素之间的比值主要受到初始源的 Pb 含量及 U、Th 衰变反应的影响,不易受到岩石风化、生物吸收等其他外界环境的影响,因此 Pb 的同位素组成特征能区分 Pb 的不同来源,进而解析环境中 Pb 及相关重金属的污染来源。Pb 同位素的测定方法中,常用的有同位素稀释质谱法(ID-MS)和电感耦合等离子体质谱法(ICP-MS),但这两种测定方法都存在着严重的同质异位素干扰。新近出现的激光共振电离质谱法(RIS),因其电离过程为共振激发,元素的选择性较强,不会产生电离同质异位素,并且具有快速和实时的优势。

当前,铅同位素示踪技术在土壤和沉积物重金属污染溯源研究中应用较为广泛。利用铅总浓度与其同位素比值的结果,可有效示踪污染源区环境特征,并可判别研究地区的污染程度和污染范围。自然环境下的铅,$^{206}Pb/^{207}Pb$ 较大,其值大于 1.20;而由于人为原因产生的铅,$^{206}Pb/^{207}Pb$ 的比值稍小,一般为 0.96~1.20,据此可以推断研究地区的污染来源。据资料显示,污染源多与历史时期的工业活动(如含铅汽油的使用或工业生产"三废")有关。利用铅浓度及其同位素的组成,参考人类活动历史,不但可以鉴别研究对象是否受到污染、污染程度、污染范围,而且还可以对环境中铅污染途径、速率与方式进行有效示踪。因此可根据环境介质中的铅同位素组成以及与其他同位素结合,对研究区的污染情况进行示踪研究,值得注意的是,分清研究区的自然背景值与污染值,有助于正确判别和确定污染途径、污染速率与污染方式。同时铅与其他重金属元素在化学性质上具有相似性,也可借助铅同位素示踪土壤中其他亲硫元素(Hg、Ag、Ti、Sb、Zn 和 Cu 等)重金属的污染情况来判定。尽管近年来,有关污染途径、污染速率与污染方式示踪的研究发展快速,但在实际研究中,其结果多依赖于样品分析测定,且实际操作中样品的铅元素判定较为困难,元素总量也可能随时间发生相应变化,最终结果易受到样品选择过程中主观因素的影响,同时不同区域的土壤基质及石化产品往往具有不同的铅稳定同位素组成,对其他地区的冶炼原料、石油、煤炭的铅稳定同位素组成、污染途径、速率以及方式等也将产生直接影响。环境是一个复杂的大系统,多种因素作用的结果常会表现出随机行为,综合运用多种源解析方法,建立相关环境模型,探讨污染端源物质在土壤中的时空变化及其与环境其他属性的空间相关性和依赖性,并对其进行描述与预测,有利于更准确、有效地判别土壤中重金属污染的来源。

同位素溯源技术是利用生物体内同位素组成受气候、环境、生物代谢类型等因素的影响,从而使不同种类及不同地域来源的食品原料中同位素的自然丰度存在差异,以此区分不同种类的产品及其可能来源地。这种技术当前主要应用于食品安全领域中,包括鉴别食品成分掺假、食品污染物来源、追溯产品原产地以及判断动物饲料来源等方面。同位素溯源技术在鉴别食品成分掺假方面的研究比较多,且多集中在鉴别果汁加水、加糖分析,葡萄酒中加入劣质酒、甜菜糖、蔗糖等的分析以及蜂蜜加糖分析等方面。果汁中的掺假常采用内标同位素分析法进行测定,内标法主要依据为来自同一食品不同成分的同位素组成相对稳定,如果汁中的糖、果肉和有机酸中的 $^{13}C/^{12}C$ 的比值有各自独特的范围,这些成分的 $^{13}C/^{12}C$ 比值相对固定。不同来源的污染物对农产品形成综合性污染,因而常用不同来源的物质中同位素丰度存在差异的特性来检测环境与食品中污染物的来源。多环芳烃(Polycyclic Aromatic Hydrocarbons, PAHs)是含碳燃料及有机物不完全燃烧而产生的,每种燃烧源会产生一系列 PAHs 单体化合物,这些单体化合物的浓度及其 $\delta^{13}C$ 可形成独特的图谱,利用此图谱即可区分燃烧源。在实际判断环境或食品中的污染源时,可通过提取其中的 PAHs,并分离出 PAHs 的单体化合物,然后测定每种单体化合物的浓度及其 $\delta^{13}C$ 值,再与不同燃烧源的标准图谱比较即可追溯出污染源。不同地域的食品受产地环境、气候、地形、饲料种类及动植物代谢类型的影响,其组织内同位素的自然丰度存在差异,利用此差异可判断产品的原产地。同位素溯源技术可用于鉴别不同种类、不同来源的食品原料,而且是目前国际上用于追溯食品产地来源的一种直接而有效工具,是一个比较新的研究领域,具有广阔的应用前景。

四、重金属污染的鉴定方法

重金属的环境污染是一个全球性的问题,制定有效的检测技术来确定各种介质中重金属污染的水平至关重要。重金属污染对城市土壤的危害也是一个热点问题,土壤重金属污染对土地资源安全和社会经济可持续发展构成威胁。

重金属污染物的鉴定涉及对比方法。其中一种对比方法称为元素剖面分布对比,通过该方法识别土壤表层元素含量异常为人为污染或自然来源。从土壤剖面来看,外源重金属大都富集在土壤表层,较难向下迁移。利用深浅两层土壤元素含量差异,可对土壤元素异常成因作出初步判断。计算元素富集系数优于仅通过表层元素最大允许浓度来判定是否存在污染。表层土壤的元素含量与其深层土壤元素含量之比值即称为土壤中该元素的人为活动环境富集系数。

　　微量重金属元素对于正常和健康的生活有机体是至关重要的,但在环境中过量的重金属污染会造成危害。为了减少环境污染、减轻土壤的退化和保护水资源,必须准确地确定重金属浓度。因而建立了各种检测重金属离子的技术,包括电感耦合等离子体质谱(inductively coupled plasma mass spectrometry, ICP-MS)、电感耦合等离子体原子发射光谱(inductively coupled plasma atomic emission spectrometer, ICP-AES)、电感耦合等离子体发射光谱(inductively coupled plasma optical emission spectrometry, ICP-OES)和火焰原子吸收光谱(flame atomic absorption spectroscopy, FAAS)等。这些都是高度敏感和选择性的技术,具有所需仪器昂贵、操作程序复杂以及检测时间较长的特点。ICP-AES既可实现多元素同时测定,又具很宽线性范围,可对主、次、痕量元素成分同时测定,适用于固、液、气态样品的直接分析,具有多元素、多谱线同时测定的特点;ICP-OES高效稳定,可连续快速进行多元素测定且精确度高,中心气化温度高达10 000K,使样品充分气化,准确度高;火焰原子吸收光谱法具有灵敏度高、抗干扰能力强、精密度高、选择性好的特点。

　　进行对金属元素分析检测的最常用设备为ICP-MS,由感应耦合等离子体(ICP)焰炬、接口装置、质谱仪组成。等离子体是指含有等浓度阴阳离子可导电的气体混合物,等离子体的净电荷为零。ICP-MS的检测限可达PPT级。ICP的主体是一个由三层石英套管组成的炬管,三层管从里到外分别通载气、辅助气和冷却气,炬管上端绕有负载线圈,由高频电源耦合供电,产生垂直于线圈平面的磁场。通常用氩气形成等离子体。通过高频装置使氩气电离,氩离子和电子在电磁场作用下又会与其他氩原子碰撞产生更多的离子和电子,形成涡流。强大的电流产生高温,瞬间使氩气形成温度可达10 000K的等离子焰炬。最常用的进样方式是利用同心型或直角型气动雾化器产生气溶胶,在载气载带下喷入焰炬。调节载气流量会影响测量灵敏度。样品进入等离子体焰炬会发生蒸发、分解、激发和电离,辅助气用来维持等离子体。冷却气以切线方向引入外管,产生螺旋形气流,使负载线圈处外管的内壁得到冷却。在ICP-MS分析中,需尽可能避免光子到达检测器所造成的噪声。ICP-MS的接口离子透镜可提取离子形成离子束,并阻挡光子。

　　ICP产生的离子通过接口装置进入质谱仪,接口装置的主要参数是采样深度,也即采样锥孔与焰炬的距离,同时要调整透镜电压,使离子聚焦。通过质谱仪设置扫描的范围。为了减少空气中成分的干扰,一般要避免采集N_2、O_2、Ar等离子。ICP-MS图谱的干扰主要包括光谱干扰和基体效应两类。当等离子体中离子种类与分析物离子具有相同的质荷比时,可产生光谱干扰,如同质量类型离子、多原子、加和离子、氧化物和氢氧化物等。例如,铟的同位素$^{113}In^+$和$^{115}In^+$分别与镉($^{113}Cd^+$)和锡($^{115}Sn^+$)同质量重叠,$^{16}O_2^+$干扰$^{32}S^+$等。另外,等离子体气体通过采样锥和分离锥时,活泼性氧离子可从锥体镍板上溅射出镍离子。在痕量浓度水平(如ng/ml水平)可检出铜和锌,通常为溶剂酸和去离子水中的杂质。当溶液中共存物质浓度高于500~100μg/ml,ICP-MS分析可显现基体效应。如碱土金属、碱金属和镧系元素超过限度,其产生的等离子电子数过多,抑制了分析物元素的电离。试样固体含量高也会影响雾化和蒸发溶液,以及产生和输送等离子体的过程。基体效应的影响可采用稀释、基体匹配、标准加入或同位素稀释法来降低。

　　此外,电化学方法也可用于痕量重金属测定。电化学方法具有成本低、简单、灵敏度高、操作方便、分析速度快、可移植性强、适用于环境样品现场监测等优点。以经典极谱法为依托,衍生出了示波极谱和阳极溶出伏安法等。经典极谱中,每滴汞周期的电解电压变化小,仅几毫伏,经典极谱带有明显局限性,影响对于微量或痕量组分的测定。伏安法则是具有高灵敏度的电化学方法,可用于污染的原位识别和检测。溶出伏安法包括电解富集和电解溶出两个过程,被检测物可富集在电极上。重金属在环境中的污染一般归因于 Pb、Cd、Hg 和 Cu。随着电化学技术的进步,包括各种类型的固体电极的改性,可用于分析不同类型的样品。近年来,无机材料因其成本低、相容性强、吸附性能好而备受关注,特别是基于纳米材料的金属、金属氧化物、碳素金属及其复合材料,是电化学检测中最常用的材料。

重金属检测伏安法的类型包括循环伏安法(CV)、方波伏安法(SWV)、线性扫描伏安法(LSV)和微分脉冲伏安法(DPV)。DPV 和 SWV 具有最佳的检测灵敏度。标准分析电化学系统主要由三部分组成:电化学传感器件、电化学检测仪和电解质。电化学检测仪器通常由三电极组成:工作电极、参考电极(RE)和计数器电极(CE)。在维斯的表面使用不同的材料修改后,它们可用于各种金属离子的特定检测。溶出伏安法包括两个步骤:预浓缩和溶解。预浓缩是在电极的表面用法拉第反应吸附积累金属阳离子,然后通过阳极溶出伏安法(ASV)获得相关信号。在法拉第反应过程中,重金属阳离子在恒定负电位下被还原为零价金属,然后沉积在电极的表面。同时吸附是一种反应,在适当的配体和重金属阳离子的表面上,以产生复合物和减少重金属阳离子的零价金属。在预浓缩步骤之后,通过将电极电位扫入阳极方向进行溶解步骤,将零价金属再氧化为阳离子。在快速氧化过程中达到了高溶解电流峰值,并根据其剥离电流峰值电位变化。

车辆排放经常被认为是重金属(如 Pb、Cu 和 Zn)和有机物污染的主要来源,大多数污染物都存留在路边土壤和靠近道路的植物中。磁性粒子则作为各种重金属等污染物的载体,因此磁性测量被广泛用于监测潜在的环境污染,其具有快速、敏感、无损和低廉等优点。磁性测量通过顺序萃取的方法对这些金属的化学形态进行研究。利用多元统计方法(主成分分析法和聚类分析法)分析金属浓度和土壤参数及其空间变异性,利用污染物因子和富集因子对土壤污染进行评价,就可以识别路边土壤中的重金属污染。还可以利用地质聚集指数和潜在的生态风险对污染程度、相应的潜在生态风险和来源标识进行研究,索引和综合多元统计方法,利用多元统计分析可以揭示重金属的来源,为全球重金属分布和评价提供基线信息。

五、农药污染的鉴定方法

农药及其降解物检测的常见方法包括气相色谱 – 质谱联用(GC-MS)、高效液相色谱 – 二极管阵列检测(HPLC-DAD)、液相色谱 – 质谱联用(LC-MS)、免疫测定或其他分析方法。在许多情况下,需要收集多个环境样品并送到几个不同的实验室进行分析。

土壤、水和生物组织的分析方法用于确定环境中农药的代谢进程和浓度,为研究暴露和生态效应提供数据。在这些不同的基质中测定农药可能是一个非常复杂的过程。可能需要对一系列相关的杀虫剂原药和代谢物,以及在商业杀虫剂配方中存在的"惰性"成分进行分析。该分析是出于了解农药降解途径的要求,以便确定分析的化合物是否正确。

此外,许多杀虫剂都含有制造过程的副产品,它们也可能带来环境或健康问题。由于潜在范围内所有这些化合物的化学、物理性质和基质内土壤、生物组织或其他被分析样品的复杂性,分析测试可能需要任意组合的 GC-MS、HPLC-DAD、LC-MS 或者其他方法。在许多情况下,常用的分析方法,特别是对代谢产物来说,是不可用的。而且在检验目标化合物时,必须调整现有的方法。

另一个主要的考虑因素是需要超痕量实验室的能力,以提供非常低的检测极限的分析。除了有严重污染的地方,大多数商业实验室没有必要的设备、人员、协议或经验来支持对农药的鉴定。

从化学分析的角度,农药主要分为四类,包括有机氯类、有机氮类、有机磷类和氨基甲酸酯类农药。这些分类基于化合物的主要化学官能团,但即使在这些类别中,也有数百种化合物具有不同的化学和物理性质。

多残留方法是指在单一的实验室检测中筛选大量农药,由于其效率高和适用性广,一般作为常规使用。通常,多残留方法是集中在一个特定的化学类的杀虫剂通过严格的提取过程把样本成分损失的风险降到最低,然后选择使用检测和量化的方法。该方法适合分析感兴趣的一类化合物,如果分析未知农药样品,多层次多残留分析可以执行大样本范围的化合物。农业农村部环境保护科研监测所开发了土壤、水中89种农药多残留检测方法。该方法覆盖我国常用农药品种,包括有机氯类、有机磷类、新烟碱类、拟除虫菊酯类、氨基甲酸酯类、昆虫生长调节剂类杀虫杀螨剂,取代苯类、苯并咪唑类、三唑类、甲氧基丙烯酸酯类、二甲酰亚胺类杀菌剂,磺酰脲类、三嗪类、酰胺类、二硝基苯胺类除草剂,植物生长调节剂等。目前,该方法已应用到国家农产品质量安全环境因子风险评估专项以及农业部农药面源污染监测项目中。

通过多个检测和量化过程对样品提取进行分析。单一残留法是为分析单一化合物或几种相关化合物而设计的。这些方法通常是在有可能残留的情况下使用的,或者当剩余的残留物不能由可用的多残留方法来判定的时候。这种方法提供了优化方法的机会,从而产生更优的选择性、敏感性和总体分析能力。

(一)多组分农药残留方法

多组分农药残留分析一般将农药从样品基质萃取到有机溶剂中。为了确保萃取物中包含最广泛的目标化合物,通常萃取物无需净化或其他处理过程即可检测分析。多组分残留农药先经 GC 或 HPLC 分离,再定性和定量。即使在存在干扰的情况下,高选择性的检测技术可以鉴定农药品种或所属类别。多种色谱分离,检测和定量程序可以应用于同一个样品。

(二)农药检测方法的参数

1. 提取方法 待检样品进行适当处理(例如,调节 pH)以避免目标化合物在储存期间降解,并且确保化合物以化合态形式存在于萃取过程和分析过程。样品保存细节根据特定的分析物不同而有所差异,因此必须在样品采集之前与实验室协商确定。样品成分可能会随时间而变化,因此保存时间是一个重要问题。在许多情况下,样品的保存时间没有标准,一般在样品采集后 7 天内进行提取,40 天内进行检测分析。由于样品采集程序不同,这些时间标准可能难以达到,因此采集样品后应立即保护及适当的储存,推荐尽快提取。

大量的化合物可以有效地从水中分配至与水互不相溶的有机溶剂中,如使用二氯甲烷进行液 – 液萃取(LLE)或含有吸附剂介质的筒或盘进行液 – 固萃取(LSE)。当从固体检材中提取农药时,推荐使用水与有机溶剂混溶溶剂(如含丙酮的混合溶剂)以优化回收率。或者可以将硫酸钠添加到样品中以吸收水分,然后可以用二氯甲烷或其他与水不混溶的溶剂进行萃取。根据农药不同,可以使用索氏提取、超声提取或振动提取。样品提取后经一步或多步净化步骤,分离提取物中可能干扰农药的检测和定量的目标化合物以外的物质。农药在不同条件下状态不同,故没有普遍适用的净化步骤。因此,净化步骤应慎重选择和执行,确保目标化合物不会丢失。

2. 仪器检测 特征的色谱分离技术和检测器联合使农药的检测具有特异性。气相色谱方法适用于易挥发和低至中等极性的农药。液相色谱分析则适合极性较大和不易挥发的目标化合物。

质谱检测器是最强大的,因为它可以将化合物的质谱数据与数据库中的数据比较,有助于组分鉴定。它也可以作为定量分析的强大工具,因为它可以提供分析物分离信号,其标记的类似物被用作内标。

当使用气相色谱或液相色谱与质谱检测器联用进行分析时,非靶标物质或者"初步鉴定的化合物"(tentatively identified compounds, TICs)可以提供样品额外的信息。TIC 是筛选出的但无法定性确证的化合物。通常通过将观察到的质谱与已知化合物的质谱库进行比较,并找到与未知物质最接近的谱图来鉴定。这种定性方法在鉴定中是不充分的,并且 TIC 浓度也只是估算的。

除非使用质谱检测器,否则仍存在假阳性结果的可能性。在农药分析中,使用非常有选择性的检测器将分析重点放在目标农药类别上,否则存在一些普遍的干扰问题。

固体样品中的硫可能严重干扰电子捕获、火焰光度测定、质谱检测等。提取物的净化过程可除去硫,净化方法有很多,例如用活化铜处理。

生物检材的天然脂质成分可能干扰组织样品的分析。干扰程度随样品中脂质含量的变化而变化,但通常除脂质的净化步骤是必需的。

当使用电子捕获检测器时,邻苯二甲酸酯的干扰可能是一个严重的问题,因为它们可从现场和实验室的普通柔性塑料管和其他塑料材料中浸出。因此,避免与塑料接触或使用其他检测器,如电导检测器或质谱检测器等。

六、地下水污染的鉴定方法

地下水是指埋藏在地面以下,存在于岩石和土壤孔隙中可流动的水体,是地球上丰富且分布广泛的淡水资源,对人类的生产和生活有着重要的意义。它是水资源的重要组成部分,是城市和工农业用水的主要水源之一。工业化、城市化、矿物开采和灌溉活动等使地下水易于被人为污染。地下水污染是一个严重的环境问题,可对人们的健康造成严重的负面影响。与污染的土壤不同,污染的地下水可作为载体进一步迁移向其他区域扩散,造成进一步污染。工业生产造成的地下水污染主要来自如下几个方面,如地下或地表的储存罐、运输管线的泄漏,工业排污管线的泄漏,排水坑的不当处理,化学物质的不当储存,固体、液体废物处理不当,事故造成的泄漏等。造成污染的物质可能为强酸、强碱、有毒金属、各种有机化合物等。我国 118 座大城市浅层地下水调查结果显示,97.5% 的城市受到不同程度的污染,其中40% 的城市受到严重污染。

地下水受污染的途径很多,主要是化学污染、生物性污染以及超量开采引起的盐水入侵,并且其污染来源十分广泛,包括生活污水、工业三废、农药、化肥、城市垃圾、粪便及海水等。大致可归为四类:①间歇入渗型:大气降水或其他灌溉水使污染物随水通过非饱水带,周期地渗入含水层,主要污染浅水。淋滤固体废物堆引起的污染即属此类。②连续入渗型:污染物随水不断地渗入含水层,主要也是污染浅水。废水聚集地段(如废水渠、废水池、废水渗井等)和受污染的地表水体连续渗漏造成地下水污染即属此类。③越流型:污染物是通过越流的方式从已受污染的含水层(或天然咸水层)转移到未受污染的含水层(或天然淡水层)。污染物或者是通过整个层间,或者是通过的地层尘灭天窗,或者是通过破损的井管,污染潜水和承压水。地下水的开采改变了越流方向,使已受污染的潜水进入未受污染的承压水。④径流型:污染物通过地下径流进入含水层,污染潜水或承压水。污染物通过地下岩溶孔道进入含水层即属此类。

（一）污染物类别与危害的判定

污染发生后,首先需要对地下水污染的危害辨别评估。对所收集污染水样的物理指标、化学指标和生物成分进行分析,判断污染物是否产生危害。物理指标包括温度、颜色、浑浊度、导电性、水体总硬度、总溶解物（total powdery solids dissolved at 180℃,TSD）等。化学指标包括pH、钙离子（Ca^{2+}）、镁离子（Mg^{2+}）、总铁、氟、铜（Cu^{2+}）、锌（Zn^{2+}）、钠（Na^+）、钾（K^+）、铝（Al^{3+}）、铅（Pb^{2+}）、铬（Cr^{6+}）、钡（Ba^{2+}）、总碱、氯化物（Cl^-）、硝酸盐（NO_3^-）、亚硝酸盐（NO_2^-）、硫酸盐（SO_4^{2-}）、总磷酸盐、氨（NH_3）、氢氧化物、碳酸盐、碳酸氢盐、硅化物等。

进而,确定污染物的危害类型和危害等级。地下水污染物的危害类型可分为:①对人体健康的危害:地下水中所含有害物质或病毒、病菌等微生物,摄入人体引起中毒或致病。②对工业的危害:工业采用被污染的地下水,不但腐蚀各种机械设备,而且会大大降低产品的质量,影响工业正常生产。③对农业的危害:用被污染的地下水灌溉农田,将使土壤恶化,改变土壤物理、化学性质而抑制农作物的正常生长,甚至直接致死。污染物的毒性主要参考美国环境保护署（Environmental Protection Agency,EPA）的分级标准,毒性越大,危害等级越高。污染物的迁移性可参考其有机碳-水分配系数,该系数越高,则污染物越易于被土壤或水层介质吸附,迁移能力越低,危害等级也相应降低。污染物的持久性可参考其半衰期,半衰期越长,污染物越不易降解,危害级别越高。此外,污染源的位置也影响危害等级。地下污染源相对于地表污染源而言,危害较大,危害等级更高。在资料收集环节,需要对评估区域的水文、土地、环境等资料进行调查与收集。后续实验室检测包括:污染物类别、浓度以及污染波及面。地下环境影响污染物的运移路径,地下水的深埋、含水层的水力传导系数、包气带的岩性、地形坡度等都可影响污染物的扩散。

地下水中污染物浓度极低,以毛细管色谱-质谱检测水中有机物可采取溶剂萃取法、反渗析法、树脂吸附法等富集水中有机物。苯乙烯和二乙烯苯共聚的XAD树脂网孔结构大,吸附水中有机物的范围宽,因此,吸附率也较高。

藻类对水质环境变化敏感,能够及时、准确、综合反映水域生态环境,在水环境监测中具有重要的生物指示作用,因此,可以用藻类生物学评价方法评价水体质量。目前,利用藻类进行水环境评价的方法很多,也越来越成熟,综合对比评价结果,科学评价水体质量更有现实意义。

水污染的藻类监测就是用水生藻类判定水体污染程度。水污染引起水体各种物理、化学条件的改变,这种改变直接影响水中的藻类,因此分析水生藻类的种类和数量组成,或研究它们的生理、生化反应和对毒物的积累特点,可以相当准确地估定水体的污染性质和程度。与水质的物理和化学监测相比,藻类监测有独特的优势。化学监测只能检知各种成分的类别和含量,但不能确切说明它们对生物有机体的影响,而藻类及其他生物是接受综合性影响,所以藻类监测能反映水体污染综合作用的结果。化学监测得出的结果只能代表取样时的瞬间情况,不能反映取样前后的情况。生活于水中一定地段的藻类和其他生物,汇集了整个生活时期环境因素改变的情况。不但可以反映采样当时的污染状况,还可以反映各种污染物的综合影响和环境污染的历史状况,并可判断环境污染的发展趋势。原生动物是动物界最原始、最低等的动物。它是一个能够独立生活的有机体。虽然原生动物的种类多,生态位较宽,但是每个种类在不同污染水体中的最适生长范围还比较窄,因此,可以利用其作为水质污染的指示生物。

生物传感器技术、酶联免疫技术和核酸探针技术等微生物检测技术也得到了相应的发展，并逐渐被应用到水污染监测中。生化需氧量（biochemical oxygen demand，BOD）是一种用微生物代谢作用所消耗的溶解氧量来间接表示水体被有机物污染程度的重要指标。基因工程改造的微生物可作为一种活体生物传感器检测污染物。普通生物传感器以微生物的单一菌种或混合菌种作为生物敏感元件，而 BOD 生物传感器以酵母作为生物敏感元件。其工作原理为当水中加入物质或发生降解代谢时，引起固定化微生物内外源呼吸方式的变化或转化，从而导致膜内溶解氧含量变化，随着时间的推移，导致氧电极输出电流强弱的变化。在一定条件下传感器输出的电流值与浓度呈线性关系。实践证明，传感器不仅能满足实际监测的精度要求，且具有快速、灵敏的特点，生物传感器还可对水质进行在线分析。

（二）地下水污染源的确定

地下水污染具有极强的隐蔽性。发现污染时也不易确定污染物的来源。准确、可靠地鉴定地下水污染源是一项极具挑战性的任务，需要利用有限的观测数据，使用模型模拟地下水流动运输的物理过程，并使用观测的数据优化模型确定污染源位置、追溯污染物排放历史、估算污染物排放量。通过地下水污染溯源有助于判别污染肇事者的责任和污染的危害程度。如果能准确确定污染物的位置、浓度和释放历史，就可以成功地进行地下水污染的预防和补救战略。目前已有很多技术运用于地下水污染溯源，主要分为数学模拟法和地球化学法。数学模拟法通过建立模型反演出污染源的位置与排放量或排放历史过程等信息。模拟 - 优化方法将溯源问题转化为优化问题，即寻求污染源的浓度、位置等变量或它们的组合，使模拟模型的输出结果最接近观测数据。如通过优化的地下水监测网络提高源辨识的准确度，采用最小二乘回归和线性规划结合地下水溶质运输模拟来确定含水层污染源的位置和浓度，利用一种基于人工神经网络（ANNs）的优化模型，确定两种污染物的特征。但优化的监测网络方法需要大量的样本数据，这将耗费大量的人力和计算资源且这种方法只能确定污染源的潜在方向，而不是准确的位置和浓度；传统的最小二乘回归和线性规划方法，它有时只达到局部最优解，而不是全局最优解，这种方法往往导致不准确的污染识别；ANNs需要大量的数据来进行样本训练，属于非常计算密集型的方法，通常导致计算负担过重。

实际应用中，其他常用的优化算法包括遗传算法、混合复杂演化算法（shuffled complex evolution-University of Arizona，SCE-UA）、径向基点插值配点法（radial point collocation method，RPCM）等。遗传算法是一类模拟生物进化过程与机制求解问题的自适应人工智能技术，属于模拟自然界生物进化过程的一类自组织、自适应的全局优化算法。该算法可进行污染源位置和强度识别。SCE-UA 是一种全局优化算法，1992 年由美国亚利桑那大学水文与水资源系 Qingyun Duan 博士提出。该算法在连续性流域水文模型参数优选中应用广泛。适用于几乎没有关于起始发布时间、位置和浓度的信息的情况，还可以处理多个源在每个应力周期中与瞬态流场不同的来源活动，能够有效、准确地识别未知的地下水污染，这种新模型可以解决考虑复杂条件的源辨识问题，从而为地下水污染溯源提供支持。RPCM 不需要利用预定义的网格信息进行域离散，也不需要用网格来构造场变量近似或进行数值积分。该方法离散控制方程的过程直接，算法简单，在保证计算精度的前提下，减少了计算量，可以有效地用于地下水污染源识别问题。

（丁艳君　文迪　王勇　叶懿　徐兴敏）

第四章
环境损害的侵权责任

第一节 概 述

一、定义及概述

人与自然存在相互依存、相互影响的关系，随着城镇化与工业化的进程，人与自然关系正面临严峻的考验。人类起源于自然，在生存和发展中依赖着自然，如不遵从和谐发展观，则会损害自然环境，进而被自然环境的反馈伤害。在环境对人造成的伤害中，有些是大自然直接造成对人的伤害，如地震、海啸等自然灾害；有些是人类经自然间接地损害着自己，如人类环境污染、生态破坏等，人对自然的伤害间接地伤害着人类自身。人的生存依赖于自然环境，人类对自然环境的污染和破坏，必然会导致人的损害。

环境污染是行为人在生产生活中，向环境排放了超过环境自净能力的物质或能量，使得环境化学、物理、生物等性质发生变异，从而导致环境质量下降，破坏了生态平衡或者危害了人类正常生存和发展的条件。环境损害，是指行为人（侵害人）因其污染或破坏环境的行为而对他人（受害人）的合法权益造成损害。

环境损害的方式包括"对环境的损害"和"经由环境的损害"两种，损害对象包括普通自然人、人群或整个人类。环境损害具有社会性、价值性和复杂性特征，损害的客体包括人身权益、财产权益和环境权益。"对环境的损害"的赔偿权利人需要通过一定的方式明确，需要考虑其损害后果的公共性。由于环境"就其本身固有的属性来说，为了公众的利益应委托于公共机关来维持、管理"，是典型的公共物品，因此，对环境的损害实质上就是对公共利益的侵犯，赔偿权利人应由公共利益的代表者来充任，一般应当是政府或者一定范围内的公众集体。"经由环境的损害"的赔偿权利人是明确的，即财产或者人身受到损害的个人。本章中所阐述的环境损害主要是指因环境污染造成的人身或财产损害。

与一般侵权行为相比，环境损害侵权行为具有鲜明的特征：①加害主体与受害主体地位的不平等性；②环境侵权行为大多数为人类生产、生活活动中附带产生的一种侵权行为，具有一定的价值性；③环境侵权后果具有严重性、潜伏性和渐进性；④环境损害过程的间接性、复杂性等。环境损害侵权行为基于上述特点，从治理环境、保护无辜受害者角度，受害者遭受损害是判定污染者承担责任的主要标准，而不考虑污染者主观上是否有过错。如环境污染责任采用传统侵权法的过错归责原则，污染受害者遭受的损害难以得到救济。德国、日本均在环境保护法中确定了无过错的归责原则，而英美法律则在环境污染侵权案件中，确定了与德、日等国同样归责标准的严格责任。在我国,环境损害侵权责任归责适用无过错归责原则,即由环境污染或破坏引起人身或财产损害后果的,直接由造成环境破坏或污染的行为人承担侵权责任,不需要讨论其行为是否存在过错,没有以过错为要件。

无过错归责原则,即无过错责任原则,是指不论环境污染行为人主观上是否存在过错,只要其行为与损害后果之间存在因果关系,就应承担民事赔偿责任的归责原则。其特点是:①不以环境污染行为人主观上有过错为侵权行为的构成要件,无论行为人主观上有无过错,都要承担侵权责任。但这并不意味着无过错责任原则不考虑受害人的过错和当事人的过错,他们可以成为行为人责任减免的事由。②在无过错责任中,因果关系是决定环境污染行为人责任的基本要件,只要行为人的行为与损害结果之间具有因果关系,行为人就要承担侵权责任。③受害人不必举证证明行为人主观上有过错来支持自己的主张,行为人也不能以自己主观上没有过错来抗辩。④无过错责任原则的适用范围是由法律作出特别规定。

对污染者苛以无过错责任有利于保护环境,促进企业不断改进技术和安全措施,认真履行环保义务,严格控制和积极治理污染;无过错责任比过错责任更具有可操作性,可以确保从危险中得利的人赔偿因其危险活动而造成的损失,增加了受害人能够获得补偿的机会,符合现代侵权法的补偿功能。

我国与环境损害相关的法律主要有:《侵权责任法》《环境保护法》《水污染防治法》《海洋环境保护法》《中华人民共和国大气污染防治法》《中华人民共和国放射性污染防治法》《中华人民共和国环境噪声污染防治法》等,以及我国加入的相关国际公约:《1992年国际油污损害民事责任公约》《2001年国际燃油污染损害民事责任公约》。《环境保护法》第四十一条第一款规定:"造成环境污染危害的,有责任排除危害,并对直接受到损害的单位或者个人赔偿损失。"《侵权责任法》第六十五条规定:"因污染环境造成损害的,污染者应当承担侵权责任。"

二、构成要件

民事责任的构成要件是指行为人承担民事责任必须具备的条件,是归责原则的具体体现。按照我国《民法通则》,一般的侵权行为以行为的违法性、损害结果、违法行为与损害结果间的因果关系以及行为人的主观过错为构成要件。环境损害侵权作为特殊的侵权,适用无过错责任原则,是以环境污染行为、环境损害事实、环境污染行为与损害事实之间的因果关系为构成要件。

(一)环境污染行为

环境污染,是指工矿企业等单位所产生的废气、废水、废渣、粉尘、垃圾、放射性物质等有害物质和噪声、振动、恶臭排放或传播到大气、水、土地等环境之中,使人类生存环境受到一定程度的危害的行为。环境污染行为通常由作为方式构成,但有些情况下,不作为也可以构成环境污染行为,多数表现为排放有害物质和有害废弃物,散发有害气体、粉尘,传播噪声、颤动,散漏化学品或放射性物质等等。在这些表现形式中,排放、传播都表现为作为的方式,而散发、散漏既可以表现为作为的方式,如过失造成密封器的损坏,也可以表现为不作为的方式,如密封器的自然损坏,导致有害物质泄漏。

对于环境损害中的环境污染行为,不考量该行为是否存在违法性,即环境损害侵权不以环境污染行为具有违法性为要件。即使某排污行为没有违反法律规定的排污标准或者行政主管部门批准的排污标准,只要其造成环境污染或者破坏,从而具有了危害性,造成他人损失,行为人均应当承担赔偿责任,行为的违法性并不构成环境损害侵权行为的必要前提,而行为的致害性才是环境侵权行为的构成要件。而且,在环境损害侵权适用无过错归责原则情形下,达标排污不应成为污染者的免责和减责事由。

《侵权责任法》和《环境保护法》均没有将排污是否达标作为认定环境污染责任的规范性因素,即排污是否达标不影响环境污染责任的构成。从环境污染的特征看,达标排污并不能完全避免环境损害的发生,是否达标排污与环境损害并无必然的联系。国家或者地方规定的污染物排放标准,只是环保部门决定排污单位是否需要缴纳超标排污费和进行环境管理的依据,而不是确定排污单位是否承担赔偿责任的界限。

（二）环境污染的损害事实

环境污染的损害事实,是指污染危害环境的行为致使国家的、集体的财产和公民的财产、人身及环境受到损害的事实。广义的环境污染的损害事实包括两个方面,一是受害人因接触被污染的环境而受到的人身伤害及财产损失等后果,这属于传统民法保护的对象;二是环境权利的损害,即对人们开发利用环境的不利影响,包括对环境私权和环境公权的侵害。环境私权主要是指与生活密切相关、私权性质较强的权利（如采光权、通风权）。环境公权是指包括清洁水权、清洁空气权、享有自然权、历史性环境权等"公共性""公益性"较高,支配"公共的空间意识",公权性质较强的权利。狭义的环境损害仅指环境污染引起的人身及财产损害,本章仅阐述狭义的环境损害。

环境一旦被污染或破坏,对人类的损害往往不可避免,治理成本高昂甚至不可恢复。对于环境污染的损害事实,应当包括已造成的损害事实和造成的现实损害威胁的两种损害事实。已造成的损害事实通过侵权责任,请求行为人承担损害赔偿民事责任,而环境污染的现实损害威胁是在发生环境污染危险时,受危及的当事人可以请求环境污染行为人承担停止侵害、排除妨碍、清除危险等侵权责任。

（三）污染环境的行为与损害事实之间的因果关系

因果关系即行为与损害之间引起与被引起的内在必然联系。因果关系是任何侵权责任的构成要件,环境损害侵权中亦是重要的构成要件。由于环境侵权行为的影响具有累积性、滞后性,致害物质、致害途径复杂多样,对人身、财产的损害证明科学技术性强,污染因子与危害后果间的关系难以理清,若强调直接证明,往往会陷入不可知论,对保护受害人极为不利,故在理论和实务中大多主张以因果关系的推定原则代替因果关系的直接、严格认定。具体而言,采用因果关系举证责任倒置的办法,由污染者证明不存在因果关系,否则直接判决由污染者承担责任。

三、环境损害的侵权责任

环境法律责任分为环境行政责任、环境民事责任及刑事责任。环境行政责任包括违法排放的行政责任、超标排放的行政责任、擅自开工建设的行政责任、违反信息公开义务行政责任、直接责任人员的行政责任。违反国家规定,排放、倾倒或者处置有放射性的废物、含传染病原体的废物、有毒物质,严重污染环境的,构成污染环境罪,依法会被追究刑事责任。环境民事责任（即环境污染侵权责任）是指排污者因污染行为,侵害他人的生命权、健康权等人身权或者所有权、用益物权等财产权,从而导致的民事法律责任。本文重点阐述环境民事责任。

涉及环境污染侵权责任的主要法律有：《刑法》中关于污染环境罪的相关规定，《中华人民共和国民法总则》（下文简称《民法总则》）关于民事侵权责任的一般规定，《侵权责任法》基本规定和《环境保护法》《水污染防治法》等法律的相关规定，以及最高人民法院和国务院环保部门有关法律解释构成。它们相互补充，共同形成了包括环境污染侵权责任实体性规范、程序性规范在内的完整的规则体系。

根据《侵权责任法》，污染者如果因同一污染行为同时应承担行政责任或刑事责任的，不影响其承担民事侵权责任。如果因同一行为应同时承担民事赔偿责任和行政罚款、刑事罚金，污染者的财产不足以同时支付的时候，应优先承担民事赔偿责任，出于优先保护受害人的原则。

由于环境污染损害纠纷的特殊性，各国法律大多采用特殊的责任规则，如无过错责任原则、因果关系举证责任倒置原则、多因一果处理原则等。我国的《环境保护法》及《侵权责任法》均规定，因污染环境造成损害的，污染者应当承担侵权责任。不考虑污染者是否存在过错，即是否存在过错不是违法行为的构成要件，简而言之，排污行为、损害事实、因果关系就是环境污染民事责任的三个法定条件，而且对环境污染行为与损害的因果关系由污染者举证。关于多因一果的处理规则，是指在涉及两个以上污染者污染环境，污染者承担责任的大小，根据污染物的种类、排放量等因素确定。

在明确污染侵权责任基本构成要件后，还需考虑是否存在法定的免责事由。《环境保护法》规定了污染者两个法定免责事由，法定免责情形主要包括：一是不可抗力。"不可抗力"是指不能预见、不能避免并不能克服的客观情况。它主要是指地震、海啸等极端自然灾害和战争。需要特别指出的是，即使出现"不可抗力"情形，也并非绝对免除排污单位的责任，要根据具体情况进行判断，即在发生地震等极端自然灾害，污染者亦须"及时采取合理措施"以避免造成污染损害，如污染者未采取合理的避免措施，亦必须承担相应责任，以具体情况减轻其赔偿责任。对于完全由于不可抗拒的自然灾害，经及时采取合理措施仍然不能避免造成环境污染损害的，污染者免于承担责任。二是受害人存在故意或重大过失的。如果损害是由受害人故意造成的，排污方不承担赔偿责任。如果污染损害是由受害人重大过失造成的，可以减轻排污方的赔偿责任。

需要指出的是，第三人的过错污染环境造成损害的，不是污染者的免责事由，被侵权人可以向污染者请求赔偿，也可以向第三人请求赔偿。污染者赔偿后，有权向第三人追偿，第三人承担连带责任。第三人连带责任是指由于第三人的过错导致环境污染造成的损害，受害人可以向污染者请求赔偿，也可向第三人请求赔偿。如司法实践中，第三人通过钻孔等破坏性方法偷盗输油管道中的石油，导致石油泄漏，污染农田、水域等，受害者可以找石油公司先行赔付，石油公司继而再向第三人追偿。

另外，有无过错和是否超标，亦不是污染者的免责事由，不影响侵权责任承担。实践中污染者为了推脱责任，提出"没有过错""没有超标"的抗辩事由，法院不予支持。

根据《侵权责任法》，环境污染侵权的民事侵权责任形式规定了的8种主要责任方式：停止侵害，排除妨碍，消除危险，返还财产，恢复原状，赔偿损失，赔礼道歉，消除影响、恢复名誉。以上方式可以单独适用，也可以合并适用。

第二节　因果关系判断

一、人身损害后果

狭义的环境损害仅指环境污染引起的人身及财产损害。根据《民法通则》《侵权责任法》，对人的损害后果包括人身损害和精神损害。环境损害侵权行为造成的人身损害范围包括健康权、生命权、身体权等权益。健康权是公民享有的一项最基本的人权之一，为自然人享有保持生理功能正常及其健康状况不受侵犯的权利，其内容主要包括健康保持权和特定情形下的健康利益支配权。如果健康权得不到有力保障，就可能会影响公民的其他权利的实现，非法侵害公民的健康权须承担相应的刑事、民事法律责任。环境损害侵权行为中健康权的侵害表现为环境损害导致人正常的生理功能损害和功能不能正常发挥。生命权是指以自然人的性命维持和安全利益为核心内容的人格权。环境损害侵犯受害人的生命权主要表现为环境损害导致人的生命丧失，或者使人丧失了被救治挽回生命的机会（丧失生存机会）。身体权：是指自然人保持其身体组织完整并支配其肢体、器官和其他身体组织的能力，保护自己的身体不受他人违法侵犯的权利。环境损害导致人体器官、组织完整性破坏，往往同时伴有器官功能的损害，同时侵犯人的健康权。

（一）人身损害

环境污染损害的特点是危害大、时间久、损害结果隐蔽，长时间才能出现后果，损害对象广、损害类型多，往往是多因多果。环境损害导致人身损害后果的常见表现形式有：死亡（或者丧失生存机会）、残疾或者功能障碍、致畸、致癌、疾病及其他损害，如受害人原有病情加重或病程延长等情形。

1. 死亡　在环境损害中表现为由于环境污染导致受害人生命丧失，即受害人死亡。主要包括两类情形：第一类完全是因为环境损害造成了受害人死亡。常见情况为环境有毒物质泄漏直接致人死亡，如高浓度 H_2S 气体泄漏。第二类是受害人死亡与环境损害和受害人自身疾病等因素均有关系，二者在受害人死亡中存在原因力不同及参与度不同。

2. 丧失生存机会　在一些案例中，环境损害的发生是受害人自身疾病和环境过错共同作用的结果，尤其是当受害人患有绝症或治愈率较低的某种疾病，如年老的人，自身存在多种严重基础性疾病，环境损害加重了病情而导致死亡，环境损害与其死亡存在一定的因果关系。在这类案件中，受害人的生存机会处于一个小于 50% 的相对低概率，在多数情况下，受害人死亡的发生被认为是疾病自然发展的结果，但由于环境损害的出现，使其五年或十年的生存概率降低，或使其生存期缩短，所以，引入医疗损害中的"机会丧失理论"。在我国虽然目前相关机会丧失案件的法律规定尚不明确，但在司法实践中已经承认"丧失生存机会"是损害后果的一种表现形式。因环境损害行为导致受害人丧失了一定的生存机会或生存期属于损害后果。如果某种疾病的生存期有统计学调查依据的，可具体说明预期生存期的长短。

3. 残疾或功能障碍　残疾是指人体组织器官结构或者功能障碍，以及个体在现代临床医疗条件下难以恢复的生活、工作、社会活动能力不同程度的降低或者丧失。环境损害行为导致受害人残疾或者功能障碍侵犯了受害人的生命健康权。残疾或功能障碍的损害后果可以分为三种情况:①残疾或者功能障碍完全由环境损害行为造成。如吸入工业甲醇、乙醇蒸气导致受害人失明。②残疾或功能障碍主要由于环境损害行为造成。如肺结核患者吸入粉尘颗粒导致肺功能下降。③残疾或功能障碍主要与受害人的病情进展或者转归有关,环境损害只是加重了残疾或功能障碍的程度。如肺纤维化患者吸入低毒污染的空气加重了其肺损害。

4. 致畸　致畸作用,是指能作用于妊娠母体,干扰胚胎的正常发育,导致先天性畸形的作用。目前已证明,环境中的污染物可以造成胎儿畸形,如环境污染物中甲基汞、镉对人有致畸作用。环境污染物等致畸因子所引起胎儿的器官或器官部分结构的遗传缺陷主要发生在胚胎发育时,胎儿在发育的不同阶段,对于致畸因子的感受性不同。

植入前期:从受精到第 6 天。环境污染物作用于生殖细胞的遗传物质发生突变,则受精卵从发育初期就存在内在的缺陷,必然发展出相应的结构异常,导致受精卵停止发育或死亡。在受精卵进入分裂阶段,与复制、生长、细胞间相互作用有关的基因受到致畸因子作用,产生基因突变或异常的基因,将会导致早期胚胎细胞死亡。由于分裂球的组成细胞均属潜力均等的全能细胞,一旦暴露于不利的外源性影响下,有害因子对所有细胞会产生同样伤害,因而造成胚胎死亡。通常认为有害环境因子对植入前期胚胎发挥着"全或无"的影响,也就是说或者胚胎死亡,或者存活,存活即意味着未受损伤,不会致畸。

植入期:从第 1 周末至第 2 周末,胚泡到达子宫内膜并开始植入。如受到致畸因子损伤,可能会造成分裂中细胞的彼此不完全分离,进而形成联胎。联胎可分为对称性与不对称性两类。对称性联胎又称为分离不完全的连体儿,它们的某些部位在出生后仍相连在一起。不对称性联胎是指一个胚胎发育良好,另一个则发育不良或仅有残迹,发育不良胚胎有的在发育良好者的体外与之相连,有的存在于发育良好的体内,而成为"胎中胎"。如一些先天性畸胎瘤,实际是不对称性的联胎。

三胚层期:胚胎的两周至 12 周,是致畸因子损伤而造成先天畸形的关键时期。从第 3 周至第 1 个月末,两胚层之间又出现中胚层,各层并开始分化形成各原始的组织器官系统,各原始的器官系统逐步发育成形,此发育阶段受到致畸因子作用,产生的畸形一般广泛而严重。第一个月,发育最为突出,最易受损,发生神经管畸形,如全前脑畸形、独眼畸形、人鱼体畸形、无脑儿、脊柱裂和脑脊膜膨出等。第 2 个月,胚胎各器官均逐渐发育成形,对致畸因子耐受力仍很弱,易发生广泛而严重的畸形。如唇裂、桡骨发育不全、并指、心房或心室间隔缺损、横膈疝、肛门闭锁、泌尿生殖系统畸形等,严重的损伤可致胚胎死亡而流产。

胚胎 3 个月至产前:从胚胎第 3 个月,主要器官系统趋于完整,各系统已建立相互联系,并受神经系统的支配,对于致畸因子的作用相对有抵抗力。但器官系统仍处于分化成形期,不能完全排除致畸因子的不良影响。此阶段早期,畸形发生较少且较轻,可发生双角子宫、脐膨出、梅克尔憩室、肠旋转不全、尿道下裂等。孕中晚期,各器官形态结构基本发育完成,受损后,不再产生畸形。而眼、脑、性腺等在孕期始终发育的器官,受损后出现发育不全或疾病。

5. 致癌　致癌作用是指致癌物引发动物和人类恶性肿瘤,增加肿瘤发病率和死亡率的过程。一般认为是致癌物使正常体细胞遗传物质 DNA 的结构和功能发生改变,引起基因突变;或不改变 DNA 结构,但使基因调控失常,体细胞失去分化能力所致。根据作用方式,致癌物分为直接致癌物(终致癌物)、前致癌物、协同致癌物和促癌物等。致癌过程包括引发阶段和促长阶段。前者为少数正常细胞在终致癌物作用下,转变为癌前细胞的过程,其时间甚短,且不可逆转。后者系潜伏的癌前细胞在促癌物不断作用下,恶性肿瘤细胞不断增殖,最终形成肿块,其时间较长,但可逆转。致癌作用的过程相当复杂,一般认为有两个阶段:第一是引发阶段,即在致癌物作用下,引发细胞基因突变,如多环芳烃、氨基甲酸乙酯等都属于致癌物中的引发剂。大部分环境致癌物都是间接致癌物,要经过机体的代谢活化,转化为近致癌物。近致癌物进一步转化为化学性质活泼、寿命极短、带有亲电子基团的终致癌物。终致癌物可与生物大分子特别是 DNA(脱氧核糖核酸)结合,导致遗传密码子改变。如果细胞中原有修复机制对 DNA 损伤不能修复或错误修复,正常细胞就可能转化为突变细胞。测定体内一些主要毒物代谢酶的活性以及近致癌物、终致癌物、DNA 修复功能和染色体变异等,对预测致癌作用有一定的意义。第二是促长阶段,主要是突变细胞改变了遗传信息的表达,致使突变细胞和癌变细胞增殖成为肿瘤。机体具有监视和控制癌细胞的各种防御功能。人体营养、免疫和内分泌状况,均可影响癌细胞的生长和发展。环境污染可以引起恶性肿瘤的发病率和病死率增加,由环境污染物导致肿瘤事件逐渐引起人们的注意,如水污染引起"癌症村"的出现。

(二)精神损害

我国从立法上即明确了对受害人的精神损害给予保护。《侵权责任法》第二十二条规定:"侵害他人人身权益,造成他人严重精神损害的,被侵权人可以请求精神损害赔偿。"环境损害侵权中的精神损害指的是"受害人的健康权、身体权遭受侵害导致残疾,致使得受害人在精神上产生痛苦、绝望、怨愤、恐惧、悲伤、羞辱等精神上的负担和折磨。"精神损害是一种无形的损害,很难具体量化。

(三)财产损害

环境损害造成的财产损害主要指环境损害给人所造成的经济损失,包括直接损失和间接损失两部分。直接损失主要是指环境损害直接导致的财产破坏、损失。间接损伤主要是指环境损害引起人身损害而产生的费用,主要包括住院费、护理费、医药费、营养费、交通费、后续治疗费、康复费,还有受害人在没有受到环境损害时可以获得的利益,由于环境损害使得受害人丧失了获取相应利益的机会,如误工费等。

二、因果关系判断

因果关系这一命题在古罗马时代事实上已经提出,但由于社会生活结构相对简单、侵权形式相对单一,侵害行为与损害结果之间的因果关系往往较为直白,因此,学者们认为似乎并无讨论的必要。但自 19 世纪 60 年代始,由于工业革命带动社会飞速发展,社会生活也变得日益复杂,侵权案件的因果关系开始显得异常繁复,难以把握,至此,因果关系问题才开始真正受到民法学界的普遍重视,并在全世界范围内引发一浪高过一浪的因果关系研究热潮。

事实上,此类因果关系乃是从已经发生的损害结果出发,逆向查找损害发生的原因,具有逆反性的特点;同时,此类因果关系乃是一个客观的存在,但在现实的司法审判中,对因果关系的认定又不可避免地具有司法人员的主观因素在内,这就使主观与客观这一对哲学上的经典矛盾在侵权法中因果关系中显得尤为突出。

通过一个多世纪的不断探索,各国法学家对因果关系问题进行了大量的卓有成效的研究,创立了许多有益的学说和立论,为司法实践提供了重要的理论指导。但是,尽管如此,至今仍无一方案能妥善解决该问题。在任何国家的法学领域里,都不可避免涉及因果关系这一难题,但是却未见到任何一部成文法典对它作出具体规范。

因果关系问题,不仅是一个哲学命题,而且是一个民法命题;不仅要求融会贯通相关的哲学观点,而且要求领会侵权因果关系理论的特有精髓。

（一）哲学上之因果关系

哲学上认为,世界是由运动着的事物所构成的普遍联系、相互制约的整体,"把它们从普遍的联系中抽出来,孤立地考察它们,而且在这里不断更替的运动就显现出来,一个为原因,一个为结果"。在哲学理论研究中,判断哲学上因果关系的基本规则有:①原因与结果必须在空间和时间上互相接近;②原因必须先于结果;③原因与结果之间必须有一个经常的会合;④同样的原因永远产生同样的结果,同样的结果也永远只能为同样的原因所产生;⑤当若干不同的对象产生了同样的结果,那一定是凭着我们所发现对它们共同的某种性质。因此,成为哲学上的原因,可以是任何对结果产生影响的自然因素和人为因素,具有无限广泛性。从理论上讲,任何在时间上发生在结果之前的与结果产生具有同一性的因素都是原因。同时,哲学上的因果关系采取的是唯物主义的立场,只考虑人的外部行为,而不考虑人的认识程度和心理状态,具有客观性。

（二）侵权行为法上之因果关系

侵权行为是对人身或财产的侵害,须依法承担侵权责任,而对于侵权责任的成立要件,世界各国理论和学说各异。在大陆法系的法国,主张过错侵权责任的构成要件包括损害事实、因果关系和过错三个要件。在德国,主张行为的违法性、损害事实、因果关系和过错四个要件。在英美法系,尽管没有成文的侵权行为法典,但学说与司法实践均将因果关系作为侵权责任成立的一个重要条件,更有学者认为因果关系甚至是确定侵权责任唯一的条件。对侵权行为法上的因果关系进行定义,事实上被证明是一件极为困难的事情,侵权行为法上的因果关系是指在满足于一般认知的证明要求,客观存在于加害行为与损害结果之间的事实联系性。

侵权行为法上的因果关系乃是侵权损害中原因与结果之间的相互联系,它是存在于自然界和人类社会中的各种因果关系的一种特殊形式。环境损害中的因果关系及参与度具有复杂性,表现为多因多果、多因一果、一因多果,因果关系往往认定困难。具体处理规则是:涉及两个以上污染物污染环境,不同污染物在实际损害中原因力的大小,根据污染物种类及排放量等因素确定原因力的分配。

（三）环境损害因果关系判定程序

在环境损害因果关系判定中,环境损害的因果链条可表示为:确定污染源（污染物）—暴露途径（媒介扩散）—环境损害后果,只有证明该因果关系链条的每个环节,才可以认定因果关系。首先是检测和确定污染物及污染源,常见于企业违法排污、生产、运输过程中污染物泄漏。其次确定暴露途径,即检测到局部环境中污染物浓度。一般污染物通过污染水、空气、土壤、动植物等不同环境要素,并以环境为媒介损害人身及财产安全,造成损害后果。判断方法一般有两种:①污染区环境要素中的污染物浓度超过国家或地方设立的标准。②污染区环境要素中的污染物浓度明显高于对照区域非生物体中的浓度,而且存在统计学意义。再次是确认环境损害后果,即人或财产是否直接或间接暴露于污染物或被污染的环境中,在质量或其生存能力、生命、健康等方面发生了可检测到的不良改变。目前确认生物体或人体是否受到环境损害,一般从以下几个方面进行判断:①环境污染区动植物（作为食物）中污染物含量超过国家或地方设立的标准。②污染区动植物污染物浓度明显高于对照区域非生物体中的浓度,而且存在统计学意义。③污染物在人体内出现或浓度超出正常水平,出现疾病、生理功能障碍、残疾、畸形、癌症、死亡等,其发病率或死亡率明显高于对照区,并有统计学意义。

（四）证明关联性

鉴于环境损害的复杂性,往往需要科学地证明污染物、暴露途径、环境损害后果三者之间的关联性,常用的证明方法有文献回顾、流行病学调查、实验室研究和模型研究。文献回顾,是查阅相关文献报道,是否有该污染物导致环境和人体损害的报道和研究,文献报道可以为污染物与暴露途径和环境损害后果之间因果关系提供信息和依据。可单独使用或与其他方法联合使用。实验室研究是一种间接手段,可以确定污染区的暴露关系,以及污染物与损害后果之间的因果关系。流行病学方法是通过污染区和对照区发病率、致死率的调查和统计分析,从两个地区的统计学的差异,确认污染物和损害后果之间的因果关系。

（五）环境损害的因果关系判定原则

环境中各要素结构和功能复杂,而且存在相互关联、动态变化等特征。上述特点决定了环境损害的因果关系链具有不确定性、不可知性。环境损害判定程序中某个关节不可知,需要通过一些因果关系判定原则进行推定,进而判定因果关系。一般因果关系推定原则有:优势证据说、事实推定说、疫学因果说、间接反正说等。

1. 优势证据说　是指只要举证方主张的事实有超过 50% 以上的可能性,就可以得到被告行为导致损害结果的结论。在司法实践中,"高度盖然性"仍然是建立在证据基础之上的,因此仍要反对法官的主观臆断。"高度盖然性"原理仍然要求最终认定的证据具有相互印证性,证明方向形成一致性,证据锁链达到闭合性,证明结论具有唯一性。

通过优势证据,因果关系在许多情况下是可以确定的。但是,一方面,由于因果证明是一种回溯性证明,或称"历史证明",其证明的对象是已经发生过的具体事件,而非事物的规律性,具有不可重复性;另一方面,由于科技的发展,致损的原因并不是通过一般的常识便能判断的,而需要有高度的科学知识才能判断,更由于加害人往往控制了致损原因,因此,在许多情况下当事人又很难或者无法获得优势证据,此时,对于因果关系的确定只能运用推定。

盖然说主要适用于涉及人身损害的公害案件的因果关系。所谓公害案件又称为毒物侵害,是指长期暴露于低浓度的有害物质中而造成患非特异性疾病损害的侵权案件。该说主张,即便受害人无法提出严密的科学证明,但如果一般而论,只要认定受害人所患之疾病为有害物可能引发之疾病,并能排除其他因素致病的可能性后,即可认定因果关系成立。

值得在此强调的是,盖然性理论并非因果关系认定理论,其仅为因果关系证明方式之一种。其一改传统理论由于资料及知识不足即认定因果关系不成立的法律立场,立足于侵权行为法追求妥当、公平、合理分担损害的精神,正视公害案件因果关系之证明难度,在综合考察、深入分析现有可得证据的前提下,对因果关系作出判断。

2. 事实推定说　"事实推定说"主张,在环境诉讼中,因果关系存在与否的举证,无须以严密的科学方法,只要达到盖然性程度即可。所谓"盖然性程度",是指在侵权行为与损害之间只要有"如无该行为,就不会发生此结果"的某种程度盖然性(即可能性),即可认为有因果关系。

该学说主要按照"事实本身证明"规则,事实本身证明就是从一种事故的环境中得出这一事故的发生与加害行为之间存在因果关系。事实因果关系认定可采用若无法则（but-for-test）。若无法则亦称为必要条件法则,其含义表述为若无行为人之行为,损害结果便不会发生,则行为与结果之间有着事理上的因果关系;若无行为人之行为而损害结果仍然发生,行为与结果之间没有事理上的因果关系。应用必要条件理论认定事实上原因具体分为两种做法:其一为剔除法,其二为替代法。

该学说提出,被害者只要证明以下点:①污染者排放了污染物;②被侵权人有损害的事实;③污染者排放的污染物或者次生污染物与损害之间具有关联性。然后由污染者举证证明法律上因果关系是否存在。除非污染者能举证,证明因果关系不存在,否则就承担相应的法律责任。该学说认为,作为排污的企业,具有比被害人更强的经济能力和科学知识,同时其还能将损害之负担列入成本费用,再透过市场功能,转嫁分配出去;况且,企业方面既然已排放了物质,就有责任证明该物质的无害性。所以该学说主张因果关系举证责任转移(或称举证责任倒置)。因果关系举证责任倒置是指由污染者举证证明污染行为与损害之间不存在因果关系。即由污染者举证证明:①排出的污染物没有造成该损害的可能性;②排放出的可造成损害的污染物未到达该损害发生地;③该损害于排放污染物前已发生;④其他可以认定污染行为与损害之间不存在因果关系的情形。如污染者能举证存在上述情形的,法院应当认定污染行为与损害之间不存在因果关系。

该学说比"优势证据说"更具有说服力,尤其是举证责任的倒置,减轻了被侵权人的举证负担,加重了污染者的举证责任,平衡了个人与企业之间举证能力方面的不平等,从而为一些国家所援用。

3. 疫学因果说 鉴于环境侵权行为多数为对身体、生命、健康造成损害,有人便提出以疫学(即流行病学或病因学)的方法来证明侵权行为与损害之间的因果关系,从而创立了"疫学因果说"。所谓"疫学",是指就引起群体性发病的疾病,探明其发生、分布与社会生活的因果关系,研究疾病分布规律及影响因素,借以探讨病因,阐明流行规律,制订预防、控制和消灭疾病的对策和措施的科学。所谓"疫学因果说",则是指就疫学上可能考虑的若干因素,利用统计的方法,调查各因素与疾病之间的关系,选择相关性较大的因素,对其作综合性研究,由此判断其与结果之间有无关系。

该学说运用流行病学及临床医学判断一定区域内的受害人发生了某种疾病,预断可能的诱发污染物,然后用流行病学及实验医学方法确定该种污染物能否致受害人疾病或死亡,若能,且受害人居住地附近的污染源存在排放这些污染物,则可推定因果关系。

在通常情况下,按照下列四个标准进行判断:①污染物在发病一定期间之前曾发生作用;②该污染物的污染程度提高与发病率上升之间有关系;③该污染物的污染程度减低与发病率下降之间有关系;④该污染物足以发生该疾病的结论可以被生物学合理说明。以上四个条件相互关联,并以数量统计,作出合理程度的证明,即可成立因果关系。将其适用于环境侵权赔偿案中,只要证明某种污染物与某种疾病之间具有疫学上的因果关系,即可认定二者之间具有法律上的因果关系。

"疫学因果说"在环境侵权因果关系判定难题之解决中具有十分积极的意义,与"证据优势说"和"事实推定说"相比更具有科学性,它能够提出一种具体的标准,让当事人信服。在日本及英美法系等多个国家在环境诉讼中亦采用"疫学因果说"。

例如发生于1971年日本三井金属公司神冈矿业所所属炼锌厂排放的含镉污染,致使神通川下游一带发生"痛痛病"引起的环境损害诉讼中,单纯根据临床学乃至病理学的观点而作的观察,仍然难以对加害行为与损害之间自然的(事实的)因果关系加以证明。而以疫学的因果关系可以获得证明,污染者不能以临床和病理学将之推翻,而且,在数例动物实验中,也都证明了上述结论的正确性,故认其存有法律上的因果关系。因此,法院通过疫学方法得出的结论是富山"痛痛病"的主要原因是镉中毒,污染行为与"痛痛病"存在因果关系。

4. 间接反证说 "疫学因果说",虽对环境侵权因果关系判定难题之解决具有十分积极的意义,然其仅能适用于因环境侵权所致的疾病范围,因无法适用于所有的环境侵权中,具有一定的局限性。于是,有学者便借鉴德国民事证据法上的"间接反证说"来解决环境诉讼因果关系的判定。"间接反证说"原本是指,当主要事实是否存在尚未明确时,由不负举证责任的当事人负反证其事实不存在的证明责任的理论。如果能证明其中的部分关联事实,其余部分的事实则被认定为存在,而由被告反证其不存在。因其并非是直接针对举证事实的反证,因此与直接反证不同,而称之为间接反证。主张环境诉讼中采用"间接反证说"的人认为,环境侵权因果关联因素较多,如果原告能够证明其中的部分关联事实,其余部分的事实则被推定存在,而由被告负反证其不存在的责任,这样更符合法的公平正义精神。由于"间接反证说"系仅就因果关联中的部分事实加以推定,并在该部分事实内,由被告负反证其不存在的责任而因此,从严格意义上讲,其属于部分间接反证说,而非为单纯的间接反证理论。

对现代工业社会中大量存在的诸如环境事故、公害等高发性侵权案件,因果关系的推定适用的范围日益广泛,尤其在适用无过错责任与过错责任的案件中。而且,已经有学者意识到,承认因果关系的推定不仅是对因果关系认定理论的重大发展,也体现了现代侵权行为法发展的基本走向。

三、参与度判定

"参与度"是赔偿医学为法学上确定因果关系而研究发展的新概念,是指被诉对象在诉讼损害结果中的介入程度或所起作用的大小。环境损害是指在导致损害结果发生的诸多因素中,环境损害所占的比例,其理论依据在于许多环境损害结果的发生由多种因素所导致,即人们常说的"多因一果"或"多因多果"。如果不考虑其他因素而要求环境污染因素承担全部损害后果的责任是不公平的。研究疾病参与度的主要意义,在于当确定环境损害赔偿额时,应充分注意到受害人自身因素或原发疾病对目前疾病状况的影响。应当综合分析环境损害在导致损害后果中的作用、受害人原有疾病状况等因素,判定环境过失行为的责任程度。目前,较为一致的观点是采用五等级法对受害人所诉环境损害中环境过错行为进行参与度评定,具体评定标准如下。

(1)损害后果完全属于环境污染物所致,与受害人自身体质、所患疾病及其他行为无关联。环境损害的原因力为全部原因力,参考数值:100%。

(2)损害后果主要是环境污染物所致,受害人自身体质、所患疾病及其他行为增加了所诉环境损害出现的可能性。环境损害的参与度为主要原因力,参考数值:60%~90%。

(3)损害后果是环境污染物和受害人自身体质、所患疾病以及其他行为共同作用所致结果,且双方的作用强度难以区分,即出现所谓"原因竞争"。环境损害的参与度同等原因力,参考数值:40%~60%。

(4)损害后果主要是受害人自身体质、所患疾病及其他行为所致,环境污染物对损害结果的出现起到诱发、促进、加重等作用。环境损害参与度轻微原因力,参考数值:5%~20%。

(5)损害后果完全是受害人自身体质、所患疾病及其他行为所致,与环境污染物无关联。环境损害的参与度无原因力,参考数值:0。

环境损害参与度对照表:

A 级,理论系数值 0——参与度参考范围 0

B 级,理论系数值 10%——参与度参考范围 10%~20%

C 级,理论系数值 25%——参与度参考范围 20%~40%

D 级,理论系数值 50%——参与度参考范围 40%~60%

E 级,理论系数值 75%——参与度参考范围 60%~90%

F 级,理论系数值 100%——参与度参考范围 90%~100%

（常云峰　扎拉嘎白乙拉　高玉振　石　坚）

第五章

法医学司法鉴定

第一节 概 述

一、定义

　　20世纪90年代国际上已出现对环境损害的法医学研究,但多见于欧美等发达国家。随着我国经济的快速发展,资源开发、机械制造等引发的环境问题日益突显,由此诱发的群体性事件屡见报道。保护环境、加强生态文明建设和完善环境损害鉴定已迫在眉睫。为此,2015年最高人民法院、最高人民检察院、司法部联合出台了《关于将环境损害司法鉴定纳入统一登记管理范围的通知》,司法部、环境保护部也出台了《关于规范环境损害司法鉴定管理工作的通知》,这两个文件正式将环境损害司法鉴定纳入我国司法鉴定的范畴,并引申出环境损害司法鉴定机构与司法鉴定人的内容。

　　环境损害司法鉴定是在诉讼活动中司法鉴定人员使用环境科学、法医学等专业技术或专门知识,通过检测、现场勘查、综合分析等技术方法,对环境污染、生态破坏涉及的专门性问题进行鉴别和判定并提供鉴定意见的活动。2016年司法部、环境保护部联合制定了《环境损害司法鉴定机构登记评审办法》和《环境司法鉴定机构登记评审专家库管理办法》,2017年我国环境损害司法鉴定专家库正式构建完成,其中的分类之一——环境健康,是涉及人体损害的司法鉴定内容。2018年6月,司法部、生态环境部正式颁布《环境损害司法鉴定机构登记评审细则》,同时结合上文提到的《关于将环境损害司法鉴定纳入统一登记管理的通知》,环境损害司法鉴定正式迈入从无到有并不断完善的阶段,为生态环境保护补齐短板。

　　同时,我国也正式成立了"环境法医学"的学科。环境法医学是环境科学、地球化学、分析化学、法医学等多学科交叉的边缘学科,主要研究环境污染物的来源、迁移、污染特征、环境影响,判定责任归属等内容,类似于刑事案件中的现场勘查与溯源,为环境法律诉讼案件提供科学证据,同时也是维护良好环境、减少环境污染的重要工具。该学科的研究对象初始主要是环境,然而随着学科发展,部分专家、学者提出环境法医学研究不应局限于生态环境领域,因环境损害导致的人体损害及后果也应纳入环境法医学的范畴。因此,本章节着重阐述的是环境损害造成人体损害的司法鉴定内容。

　　环境损害司法鉴定不同于传统的法医学鉴定内容,有其自身的特点。第一,鉴定对象是因环境因素造成损害的某一个群体,而非单一个体。第二,鉴定方法不同于传统的法医学检验,更多的是采用现状调查、抽样调查、医学统计等方法。第三,鉴定内容的侧重点是分析环境因素与人身损害之间的因果关系及原因力大小。第四,鉴定材料的证据收集较为困难,环境损害发生后必须及时收集相关证据,否则会存在证据消逝的风险。第五,鉴定目的含有公益性,环境损害造成的影响范围通常较大,潜伏期长,因而受侵害对象可能也并非是单一的某个群体,亦有可能存在潜在的不特定群体的合法权益遭受损害。但环境损害司法鉴定的鉴定意见与医疗损害司法鉴定还是存在一定相似之处,都含因果关系及原因力大小(参与度)的相对性表述。

我国环境损害司法鉴定制度的建立解决了环境资源损害诉讼案件鉴定难的问题,同时也是环境行政机关严格执法的技术保障与人民群众身体健康权益得以维护的手段,更可以加快推进我国环境司法进程,构成良好生态环境。环境损害司法鉴定同时也需要强有力的监管,才能有效服务于司法活动。

二、鉴定原则

环境损害司法鉴定是一项具有极强专业性的活动,要求司法鉴定机构具有一定的技术平台、勘验设备,也要求其鉴定人员既要有扎实的专业知识,又要具备司法鉴定的理论知识和实践经验。在司法鉴定实践中,通常应遵循以下基本原则。

(一)鉴定内容紧密围绕环境与损害相关问题

环境损害司法鉴定属于司法鉴定活动的一种类型,环境污染造成人体损害的鉴定核心内容是损害的因果关系问题。采用环境科学的技术手段、知识,判断环境污染的来源、程度、范围等,进而解决损害的原因问题,找到造成损害的直接原因或间接原因。至于环境污染的治理、赔偿等其他问题则不属于环境损害司法鉴定的内容。

(二)鉴定以客观事实为依据

送检的鉴定材料中,环保部门对环境污染事件的确认应确实存在,对污染来源、强度、区域的描述应具体、客观,对遭受损害的人体症状应以病历资料为依据。病历记录了遭受环境污染致人体损害发病的过程,委托方应提供全部主、客观病历资料,必要的情况下,鉴定人员可以要求再次进行客观的检测。鉴定根据客观的检测材料事实作出判断。

(三)鉴定以医学标准及规范为判断依据

环境污染造成人体损害的因果关系,归根结底是人体损害(或疾病)的病因学问题。环境污染事件中出现的该种类型、强度、范围的污染是否可以作为一种原因引起该种损害(或疾病)的发生,不管是直接还是间接原因。既然是损害(或疾病),那么应当依据医学和法医学标准进行分析判断,临床诊断标准、行业专家共识等医学标准是鉴定人员作出鉴定意见的依据。

(四)鉴定意见准确、客观

环境损害司法鉴定意见的描述应遵循客观、公正、准确、清晰无歧义的原则。鉴定意见中应对环境污染与人体损害之间的因果关系及其原因力大小给出符合要求的客观描述。描述语言应符合逻辑,原因力大小判断应合理严谨。

第二节　鉴定程序

　　司法鉴定程序是指司法鉴定机构和司法鉴定人进行司法鉴定活动的方式、步骤以及相关规则的总称。根据上述有关文件的规定,环境损害司法鉴定归属为司法鉴定的范畴,因此,环境损害司法鉴定程序应遵循《司法鉴定程序通则》第二条及第三条的规定。环境损害司法鉴定的主要程序包括:①司法鉴定的委托与受理;②取证与分析;③司法鉴定的具体实施。具体鉴定流程主要包括:鉴定的委托、鉴定材料的审查(鉴定材料是否达到了受理条件)、鉴定的受理、现场取证或抽样调查、鉴定分析、出具鉴定意见书、鉴定的终止等。

一、司法鉴定的委托与受理

　　环境损害司法鉴定的委托方一般为国家行政机关,包括各级公安机关、人民检察院、人民法院、司法局等;其次社会上依法注册的具有公益性质的相关组织和团体,或者具有公益诉讼义务的某些机关也可以作为委托的主体。鉴于环境损害案件委托人的特殊性及案件的影响性,公民个人因某种原因提出的鉴定,鉴定机构应当建议其向人民法院提起诉讼,在人民法院同意受理的情况下,可以受理个人的诉前鉴定。此外,在某些公益诉讼中,人民法院可以依职权启动委托。

　　委托人应当向司法鉴定机构提供完整、真实、充分的鉴定材料。司法鉴定机构在受理之前,应当对送检的鉴定材料进行审查、核对,必要时可以到环境损害现场进行预评估。鉴定机构审查内容包括:是否属于本机构的司法鉴定业务范围、本机构是否具有解决该方面技术问题的能力、鉴定事项的用途和鉴定要求是否合法、鉴定材料是否完整。送检的鉴定材料至少应含有以下内容:①环境保护部门对已发生的环境损害事件的确认,如重金属导致的水和土壤的污染、室内空气质量污染等。②环境保护部门对环境损害的来源或污染物的确认,如空气噪声污染来源,水中甲醛、水中镉污染来源等。③环境保护部门对环境损害导致的污染区域和污染强度的确认,如空气噪声污染的范围及分贝值。④确认的污染物能够造成人体损害,出现了人体损害的后果,且表现出相应的临床症状。⑤环境损害造成的人体损害能够通过当前的科学技术手段查明、确诊,如受害人群的病历资料能够予以证明的。

　　对于鉴定材料不完整、不充分的,鉴定机构有权不受理,或者要求补充完整鉴定材料后再予受理;对于委托鉴定事项不明确或不适宜的,鉴定机构应当及时与委托人进行沟通、协商修正。如果环境损害案件疑难、复杂或影响巨大的,鉴定机构接案人员当时无法判断是否受理的,可以与委托方协商决定审理后再行告知受理意见。

　　司法鉴定机构在审核送检鉴定材料后,确认能够受理的,应与委托方签订鉴定委托书,该委托书内容应当符合有关规定。其中,关于鉴定事项的用途内容,应特别予以指出,该鉴定意见只能用于诉讼活动、裁决活动,包括刑事、民事与行政诉讼,行政调解和裁决。

二、取证与分析

司法鉴定机构受理案件后,根据送检鉴定材料中环境保护部门出具的污染物类型、污染区域、污染强度等信息,结合遭受损害人群的致病特点,指派鉴定人员进行文献检索、查阅,制订鉴定取证的实施方案,进而到现场勘查取证。环境损害司法鉴定是利用专业的科学知识和技术手段进行检测分析的过程,取证与分析直接与鉴定意见的科学性、客观性紧密相关,甚至影响诉讼和审判的公正性。通过现场查勘,能够对相关的基础信息进行收集,查询污染来源,明确污染扩展途径,了解污染物对人体造成损害的初步方式,最终通过调查确认损害事实的存在,并划定损害的范围。

环境损害司法鉴定对取证具有较高的时效性要求。一般情况下,某种人体损害发生后并不能被及时发现或识别出来,即使该种类型的损害被发现或识别,但也不可能立即进行司法鉴定的相关工作。往往某种人体损害出现较长一段时间后才意识到是该环境损害所引起的,而此时该种环境污染有可能已经消逝或已被改善。因此,取证工作进行时所勘测、检验到的环境污染与人体损害发生时的情况可能相差甚远。在司法实践中,就要求鉴定人员具有时效性意识,同时应积极联合多部门协助调查取证。

环境损害司法鉴定的重点是分析人体损害与环境污染之间的因果关系,这直接关系到环境损害责任的划分。因此,取证结束后应根据目前的科学文献资料对二者的关联性进行系统分析。主要考虑以下几个方面:①环境损害与人体损害两个事件发生时间上的关联性。是否环境污染事件发生在前,继而出现人体损害的症状,二者之间的时间先后次序是否合理;环境污染物的扩散途径、扩散半径的时间顺序是否与人体损害症状发生的时间相一致;甚至该污染物造成的特殊疾病的潜伏期是否与人体损害发病的时间相符合,以上内容均需综合分析判断。②环境损害强度与人体损害之间的关联性。环境损害的持续时间、频率、浓度等因素的变化与人体损害的症状变化是否一致,如人体血液中某项指标是否符合环境污染引起的该指标的变化。③环境损害区域分布与人体损害之间的关联性。环境污染物的扩散范围是否涵盖出现损害症状的人群区域。④环境损害与人体损害之间类似案例的关联性。某区域的环境损害引起的人体损害,是否与其他区域发生的相似的环境损害引起的人体损害症状相一致。⑤环境损害致病机制与人体损害结果的符合性。环境污染物对人体造成的损害有着具体的方式、机制,出现人体损害的人群是否符合该污染物的致病机制。⑥人体损害可能的其他致病因素。分析环境损害与人体损害的因果关系时,需要特别注意的是,首先应排除其他可能引起人体损害的因素,如原发性疾病、诈病或其他非环境污染物造成的损害。具体的判定方法可以采用同源分析法及毒性暴露分析法。前者一般采用同位素分析、指纹图谱技术等进行;后者通常使用检测有毒物质、模拟损害现场等方法,以验证损害的重复性和特异性。

三、司法鉴定的具体实施

司法鉴定机构受理鉴定委托后,应当指定或者选择本机构中 2 名或 2 名以上具有该鉴定事项执业资格的司法鉴定人进行鉴定。对疑难、复杂或者特殊的鉴定事项,可以指定或者选择多名司法鉴定人进行鉴定。委托人有特殊要求的,经双方协商一致,也可以从本机构中选择符合条件的司法鉴定人进行鉴定。同时,选定的鉴定人应遵循回避原则。

司法鉴定人进行鉴定,应当依下列顺序遵守和采用该专业领域的技术标准和技术规范:①国家标准和技术规范;②司法鉴定主管部门、司法鉴定行业组织或者相关行业主管部门制定的行业标准和技术规范;③该专业领域多数专家认可的技术标准和技术规范。同时应当对鉴定过程进行实时记录并签名。记录可以采取笔记、录音、录像、拍照等方式。记录的内容应当真实、客观、准确、完整、清晰,记录的文本或者音像载体应当妥善保存。

司法鉴定机构在进行鉴定的过程中,遇有特别复杂、疑难、特殊技术问题的,可以向本机构以外的相关专业领域的专家进行咨询,但最终的鉴定意见应当由本机构的司法鉴定人出具。司法鉴定机构和司法鉴定人完成委托的鉴定事项后,应当根据司法部规定的司法鉴定文书格式,制作全面、翔实、客观、实事求是的司法鉴定意见书,并按照与委托人约定的方式发放鉴定文书。

环境损害司法鉴定意见书经过法庭质证后方可具有法律效力,能够作为证据使用。由于环境损害司法鉴定是极其专业的,法庭人员及多方当事人并不具备完全理解、认可的能力,因而通常需要出具该鉴定意见的鉴定人出庭就有关案件问题接受质证。

第三节　鉴定构成要素

一、鉴定机构

环境损害司法鉴定属于近年来我国新纳入司法鉴定行业的项目,该项目的司法鉴定机构需满足环境保护部、司法部《环境损害司法鉴定机构登记评审办法》的规定。司法鉴定机构从事环境损害司法鉴定活动,应当遵守国家法律、法规、规章和有关规定,遵守职业道德和执业纪律,执行相关鉴定规范和鉴定标准。

环境损害司法鉴定中涉及人体损害的鉴定项目,属于法医临床的鉴定领域。故该类司法鉴定机构应具有法医临床的司法鉴定资质,鉴于环境损害案件的复杂性,建议开展环境损害司法鉴定的鉴定机构应至少有2名具有相关专业高级技术职称的鉴定人。此外,环境损害司法鉴定工作需要进行规范的抽样、取样调查和统计学处理,该项工作属于流行病学的范畴。因此,若司法鉴定机构依托于高校或医疗机构成立,将更有利于开展环境损害司法鉴定。

司法鉴定机构应当服从当地司法局的管理,接受国家、社会、委托方、当事人的监督。同时司法鉴定机构应当加强对司法鉴定人及司法鉴定活动的管理和监督。若司法鉴定人存在违反法律、法规、规章或者所属司法鉴定机构相关管理规定的行为,司法鉴定机构应当及时纠正,并向所属司法机关报告。

二、鉴定人

司法鉴定人是司法鉴定的具体实施者,是现代诉讼活动的直接参与者。目前我国司法鉴定实行鉴定人负责制。司法鉴定人进行司法鉴定活动,应当遵守法律、法规、规章,遵守职业道德和职业纪律,尊重科学,遵守技术操作规范。根据《司法鉴定程序通则》第五条规定,"司法鉴定实行鉴定人负责制度。司法鉴定人应当依法独立、客观、公正地进行鉴定,并对自己做出的鉴定意见负责。司法鉴定人不得违反规定会见诉讼当事人及其委托的人。"司法鉴定机构和司法鉴定人应当保守在执业活动中知悉的国家秘密、商业秘密,不得泄露个人隐私。未经委托人的同意,不得向其他人或者组织提供与鉴定事项有关的信息,但法律、法规另有规定的除外。

环境损害司法鉴定的专业性强,司法鉴定人应当定期接受环境法医学专业的继续教育培训。目前我国各省均已建立了环境损害司法鉴定机构登记评审专家库,该专家库成员既是评审司法鉴定机构成立的专家,同时也是环境损害鉴定方面未来的资深鉴定人。需要特别指出的是,环境损害司法鉴定是对环境损害与人体损害之间因果关系进行鉴定,是属于环境损害司法鉴定中环境健康的鉴定类别。因此,具有法医临床鉴定背景的高级专业技术职称的鉴定人更有资格成为环境法医学的鉴定专家。

三、鉴定文书

司法鉴定机构和司法鉴定人完成委托鉴定事项后,应按照司法部规定的司法鉴定文书格式出具司法鉴定意见书,即鉴定文书。环境损害司法鉴定文书是反映环境损害与人体损害间关联性及其关联程度的法律文书形式,应当详细说明环境损害的来源、污染物类别、污染造成的损害强度、环境损害是否与人体损害有关及其关联程度。

根据环境损害与人体损害是否存在因果关系及关联程度大小,可以将环境损害鉴定意见分为以下几种情形:①完全无因果关系,即虽然环境损害客观存在,但环境损害与人体损害之间无因果关系,人体损害由其他因素造成;②轻微因果关系,即环境损害在发生时间、损害强度、区域分布、损害重复性、损害特异性等多个方面仅有 1~2 条符合人体损害的临床症状,且无法排除其他因素参与的可能性;③次要因果关系,即上述环境损害的 5 个方面中存在 3 条与人体损害的特征相符合,但无法排除其他因素的参与;④同等因果关系,即上述环境损害的 5 个方面中存在 4 条与人体损害的特征相符合,但无法排除其他因素的参与;⑤主要因果关系,即上述的环境损害的 5 个方面都与人体损害的特征相符合,但无法排除其他因素的参与;⑥完全有因果关系,即上述的环境损害的 5 个方面都与人体损害的特征相符合,而且可以排除其他因素造成人体损害的可能。⑦因某些客观原因不能得出明确意见,例如受制于当前科学研究的发展,尚存在多种疾病无法明确其病因。

需要特别指出的是,环境损害与人体损害之间的关系十分复杂,某些情况下,环境损害司法鉴定不能得出明确的鉴定意见。例如,鉴定委托时间与环境损害发生时间间隔过长;受限于现代医学科学研究的发展,某些疾病的病因、发病机制存在较大争议;发生人体损害的当事人不配合法医学检验,或者夸大、隐瞒、伪装相应的临床症状等。因此,在进行司法鉴定案件受理之时,司法鉴定人应充分告知委托人、当事人鉴定存在的风险。

第四节　鉴定意见的适用

一、性质

环境损害司法鉴定是围绕因果关系的鉴定,是基于取证调查、文献调研、系统分析而给出的事实因果关系的鉴定,是医学领域内对某种损害的发生进行机制探讨的分析过程,也是法律诉讼活动的一个环节,为诉讼提供服务的鉴定工作。司法鉴定意见书作为一种诉讼证据,既包含一般证据的特征,又具有科学证据的属性,具体来说,体现在以下几个方面。

1. **专业性**　环境损害司法鉴定的主体必须是具有专门的法医学、环境科学等科学知识的相关资质人员。鉴定人员应当具备专业的分析、判定能力,并能够提供专业的鉴定意见。当前我国在环境法医学领域仍存在大量的人才缺乏。

2. **客观性**　环境损害司法鉴定所依据的鉴定材料是客观真实的,是委托方提供或环境损害现场遗留的,对案件的判断具有关键性作用。鉴定人员在进行法医学鉴定过程中应当认识到鉴定意见是基于客观、真实的鉴定材料分析做出的。比如,环境损害来源的勘查、损害强度的认定等,必须以现场客观检测为依据,不能凭主观印象来认定。

3. **法定性**　根据我国现行的《中华人民共和国刑事诉讼法》(下文简称《刑事诉讼法》)、《中华人民共和国民事诉讼法》等法律规定,以及多部门特别出台的《关于将环境损害司法鉴定纳入统一登记管理范围的通知》《关于规范环境损害司法鉴定管理工作的通知》等,明确体现了环境损害司法鉴定意见的合法性。从鉴定主体、鉴定程序、鉴定材料等多个方面说明鉴定是在法律规章的框架内开展,是司法行为,并非个人或市场行为。

4. **科学性**　环境损害司法鉴定意见是鉴定人员利用专门知识和(或)专业、科学的技术手段对案件作出的判断。鉴定人员所依据的理论知识和技术标准或规范、使用的检测方法都是基于有效的科学原理。在环境损害所致人体损害中常涉及被鉴定人的病史调查、尸体检验、体格检查等多方面鉴定活动,这就要求鉴定人所采用的检验方法和规范是有效、可靠的。

环境法医学作为一门新兴的学科,需要更多的科学实践来丰富学科理论、技术以及有关的鉴定标准、方法、规范等。因而,环境损害司法鉴定的鉴定活动既为法律服务,同时也为学科建设积累经验。在医学科学中,人体损害或疾病的发生往往存在多因一果的情形,相应地,在环境损害司法鉴定的分析中,也就存在多因一果的情况。人体损害的这一结果可能存在多种环境损害的作用,也可能环境损害仅作为其中一种因素参与作用。因而,在司法鉴定实践中,鉴定意见多以原因力或参与程度的形式呈现。

二、审核

环境损害司法鉴定一般主要用于诉讼活动,因而审核鉴定程序合法是确保鉴定意见能够被采信的前提。一般而言,人民法院审查某个鉴定意见主要考虑几个方面的内容:①该鉴定意见的鉴定机构是否具有资质,鉴定人员是否符合该专业的资格要求,鉴定人员是否存在需要回避的情况；②送检鉴定材料的来源、保管等是否符合法律规定；③鉴定程序是否符合法律法规的规定；④鉴定过程中的取证、分析及所采用的技术方法和手段是否符合法律规定及相关专业的规范要求；⑤鉴定意见与勘验、检测等其他证据是否矛盾；⑥鉴定意见的形式要件是否齐全，内容是否符合委托要求，鉴定文书是否盖有鉴定机构司法鉴定专用章并有鉴定人签名。

如果鉴定意见违反上述的任何一项内容，那么法院应根据具体情形做出相应的处理。例如，不予采信、要求补充鉴定或重新鉴定。其中，如果出现以下任何情形之一的，该鉴定意见将无法被采信作为证据使用：①鉴定机构不具备法定资质，或者鉴定事项超出鉴定机构的业务范围的；②鉴定人员不具备相关专业资质，或不具有该专业技术能力或职称的，或者违反回避原则的；③鉴定材料的真实性存疑的；④鉴定程序违反法律法规规定的；⑤鉴定方法不符合相关专业技术规范的；⑥鉴定文书缺少鉴定人签名及鉴定机构盖章的；⑦其他违反有关规定的情形。

三、采信

诉讼过程中，司法鉴定意见作为证据之一，必须经过法庭公开质证后才能被作为法庭证据使用，鉴定意见的最后采信权在法庭。2014 年、2016 年环境保护部分别发布了两个批次的《环境损害鉴定评估机构推荐机构名录》（下文简称《名录》），根据《名录》记载，全国仅有 29 家环境损害司法鉴定机构被列入其中。换言之，也只有这 29 家鉴定机构出具的司法鉴定意见书对法庭来说具有很高的认可度，其他机构出具的鉴定意见则很可能需要经过质疑、认可、采纳的过程。当然，也并不是说《名录》中的 29 家机构出具的鉴定意见在法庭上就一定会被认可，同样的需要接受质证。质证是罗列证据、接受质疑、辩护并被认可的一个过程。当事人及法官可以就鉴定意见的各个方面提出异议，鉴定人员有义务作答以确保鉴定意见的科学性、合法性、客观性和专业性。最终，通过质证的鉴定意见法庭可以判定为证据。如果当事人对环境损害司法鉴定意见不服，可以申请重新鉴定，人民法院应当依据《最高人民法院关于民事诉讼证据的若干规定》第二十七条的规定，审查决定是否准许重新鉴定。

四、出庭作证

出庭作证是指依据人民法院的出庭通知，鉴定机构至少委派一名鉴定人员出庭接受当事人及法官质询，在法庭上就司法鉴定有关事项进行说明并接受质询的活动。主要的法律依据为：《司法鉴定程序通则》第五章的有关规定，如第四十三条规定"经人民法院依法通知，司法鉴定人应当出庭作证，回答与鉴定事项有关的问题。"《全国人民代表大会常务委员会关于司法鉴定管理问题的决定》第十一条的规定，"在诉讼中，当事人对鉴定意见有异议的，经人民法院依法通知，鉴定人应当出庭作证"。可见，鉴定人出庭作证是司法鉴定人的义务。按照现代诉讼理念，双方当事人（包括控辩双方）的诉讼地位是平等的，因此鉴定人应与其他诉讼参与人一样出庭作证并接受双方当事人、律师以及法官、检察官的询问。其作用一方面帮助法官解决专门性问题，另一方面也可以使当事人了解鉴定意见的形成过程，从而使诉讼双方对鉴定意见产生信任感。鉴定人出庭接受诉讼双方对其所作的环境损害司法鉴定意见的质证是实现司法公正,确保环境损害司法鉴定意见准确的有效措施。而且,司法鉴定意见必须经过质证并查实后,才能作为定案的根据。

　　在司法鉴定实践中,鉴定人确因特殊原因无法出庭的,经人民法院准许,可以书面答复当事人的质询。鉴定人无正当理由拒不出庭的,而且拒绝书面答复的,或者结合质询,答复仍不能排除对环境损害司法鉴定意见的合理怀疑的,人民法院对环境损害司法鉴定意见应当不予采信。

(张长全　孙俊红　黄　平　唐任宽)

第六章

损 害 赔 偿

第一节　环境污染损害责任

随着我国工业化和城市化的发展,目前环境污染已经达到了相当严重的程度,环境污染案件屡见不鲜。2015年最高人民法院公布了十大典型环境污染诉讼案例,充分说明了当前环境污染情况的严峻性。

一、环境污染损害责任的特点

1. 环境污染损害常常有多个主体参与。通常情况下,一家企业不足以引起大范围的环境污染损害,造成环境污染是由多个主体的共同行为所导致。当多个主体的污染行为造成人身或财产损失时,需要共同承担污染损害赔偿责任。《侵权责任法》第六十七条:两个以上污染者污染环境,污染者承担责任的大小,根据污染物的种类、排放量等因素确定。即根据污染物的种类、排放量等因素确定各个污染者的相应责任,共同承担损害赔偿责任。而对各个主体的责任划分较为困难,通常需要法医学等相关学科的参与。

2. 环境污染行为具有多样性。依据《环境保护法》,环境指的是影响人类生存和发展的各种天然的和经过人工改造的自然因素的总体,包括大气、水、海洋、土地、矿藏、森林、草原、野生动物、自然遗迹、人文遗迹、自然保护区、风景名胜区、城市、乡村等。因此,凡是对上述环境内容产生不良影响的行为都可称之为环境污染行为,如污水排放、废气以及噪声污染、放射性污染、强光照射等。环境污染造成的损害既包括由合法污染造成的损害,也包括非法污染造成的损害,均可得到相应的法律救济。

3. 环境污染损害的对象具有不特定性。在环境污染损害案件中,常常引起较大范围的环境污染事件,受害者的范围较广。有时在同一起环境污染事件中,有些人引起了不良的损害后果,而其他人却未发现明确的损害,一方面可能是因为环境污染损害往往呈"潜移默化"的形式,具有较长的潜伏期;另一方面,在不同的个体中会有不同的疾病发展速度,如老年人或婴幼儿病情会发展得较快等。环境污染引起的损害既可以是受害者的人身损害,也可以是受害者的财产受到损失,如养殖鱼因污水而死亡等,或者特定情形下,人身健康与财产同时受到损害。

4. 环境污染责任具有多种承担方式。在我国引起环境污染的责任包括民事侵权责任、行政责任和刑事责任,其中最常见的是因环境污染行为而承担民事侵权责任,即通常所说的损害赔偿,而实际上民事侵权责任还包括其他承担方式,如停止侵害、排除妨碍、消除危险、恢复原状、赔礼道歉等。

5. 环境污染责任采用严格责任原则、举证责任倒置原则和第三人的不真正连带责任原则。如英、美、德、日等国一样,环境污染责任在我国《侵权责任法》第六十五条确立了严格责任原则。该原则使得即使是符合相关标准的合法污染,引起了损害依然要承担责任。因此,环境污染责任成立不以"违法性"为前提。而该法第六十六条确立了因果关系的举证责任由污染者进行相应举证,从而减轻了受害者的举证负担。第六十八条规定了因污染者、受害者之外第三人原因造成的损害,受害者既可向污染者请求赔偿,亦可向第三人提出赔偿请求,即第三人不真正连带责任原则,选择权在于受害者。以上这些原则都充分体现了保护受害人的立法目的。

二、环境污染损害因果关系判定相关理论

尽管我国法律站在了明显有利于保护受害人的立场,对环境污染损害责任采取了严厉的责任分配和证明方案,但司法实践中仍普遍存在环境侵权案件"胜诉难"的问题。一方面,环境污染行为的特点决定了环境污染行为与损害结果之间的因果关系的判断上具有的复杂性和困难度。如前所述,环境污染行为具有长期性、潜伏性、持续性、间接性等特征,需要大量数据对环境污染行为与损害结果之间因果关系进行证明,而一些相关的环境造成危害的医学机制甚至尚未被证实或认可。因此,具有技术和知识优势的专家尚不能很好地认识和把握,普通人则基本不具有证明的能力。另一方面,需要的鉴定费用较高和鉴定过程较长。若依据传统民法中必然因果关系理论,无论证明责任分配给原或被告,都不利于保护原告的利益。环境污染损害往往表现为"污染行为不一定导致损害后果"以及"其他原因也完全有可能导致当前损害后果",此时,原告不易证明污染行为与损害之间存在因果关系,同时,被告则较易证明污染行为与损害之间无必然联系。综上,基于环境污染损害因果关系的特殊性,在此领域中,常运用其他的因果关系证明理论,简介如下:

(一)盖然性因果关系学说

此学说依据英美法中"优势证据"证明标准而提出,认为环境侵权案件中污染行为和损害后果之间是否具有因果关系,不必要求以严格的科学方法来证明,而应当以数学概率加以把握。例如,流行病学常被应用在环境污染引起人体损害结果的案例中,如某种特殊疾病的发生与环境污染之间的因果关系判定。该理论以流行病学研究方法对导致疾病的发生的多种因素进行流行病学调查,进而通过大量统计学分析,筛选出与该疾病关联性较大的因素,并结合发病机制等多方面内容进行综合判断。适用该理论一般需要有四个条件:①污染物质在发病前已经存在;②污染物的影响程度与发病率成正比;③减少污染物可有效降低发病率;④从医学发病机制角度对污染物与疾病之间可进行合理解释。20 世纪 70 年代之前,司法部门和公共卫生部门独立履行各自的职能,卫生部门直接到餐厅执法检查,并有权处罚甚至关停该餐厅而不需要司法部门的介入,因为当时公共卫生的危害主要是来自于食品污染。而在现代社会,以故意人为污染水质、食品、空气和土壤达到威胁人类健康的生物恐怖主义以及经济高速发展过程中带来的污染已成为威胁我们健康的重要因素。正因为面临这些现实问题,在二十世纪七八十年代之后,司法部门和公共卫生部门开始联合行动。20 世纪 90 年代后期,流行病学家开始作为专家证人出现在民事法庭上,主要来证明或解释某些

证据所采用的研究方法、样本数目、研究期限、结果意义以及研究的局限性等,以及解决某人出生畸形是否与暴露于某种致畸化学物有关、长期重复完成某种工作是否是其患腕管综合征的原因等类似问题。如果一方当事人提出的证据已经证明该事实发生具有高度的盖然性,人民法院即可对该事实予以确定。此理论是将具体案件中的因果关系看作是可重复发生的类似事例中的一例,从整体上探求两现象之间的联系,而避免了个案中对因果关系的追问,因为在个案中这种追问可能是无结果的。

(二)相当因果关系说

主张环境侵权案例中因果关系判定不必以科学原理或实验验证的方式进行证明,而可以从一般人所能理解的角度,从环境污染的程度与损害结果之间的表面联系加以经验进行判断,即只要达到一般人直观上感觉存在可能性的程度即可判定存在因果关系。这一学说更进一步降低受害人的举证责任。总之,由于上述环境污染行为的特殊性和复杂性,使得必然因果关系判定方法容易出现明显不利于受害人的结果,从而提出适用其他因果关系理论。这些理论的共同点在于突破了以"必然性"作为判定的标准,而强调"盖然性"和"可能性",往往以类似条件下有发生类似结果的可能性来判断因果关系的存在。这些理论基于救济受害人角度出发,采用特殊的证明标准,旨在减轻受害人的举证负担。

第二节　赔偿基本原则、范围

一、基本原则:环境有价,损害担责

《环境保护法》第五条:"环境保护坚持保护优先、预防为主、综合治理、公众参与、损害担责的原则。"其中,损害担责即为本章讨论的重点。

生态环境是人类赖以生存的宝贵资源,保护生态环境从20世纪80年代初就成为了我国一项基本国策,习近平总书记多次指出:"我们既要绿水青山,也要金山银山。宁要绿水青山,不要金山银山,而且绿水青山就是金山银山。"现代化建设要以资源环境承载能力为基础,遵循自然规律,实现生态环境的可持续发展、人与自然和谐发展。环境保护首先以保护优先,而近年来由于经济社会的飞速发展,一些地区积累了多种生态环境问题,威胁人类及动植物健康,造成损害甚至危及生命,因此环境污染问题成为人们心头之患,人们对良好生态环境的渴求日趋强烈,开始关注如何更好地保护我们共有的资源。关于损害担责,国际上最早提出的是"污染者付费"原则,是指污染环境造成的损失及其费用由排污者负担。该原则在1972年由经济合作与发展组织提出,后被各国广泛接受。然而污染者付费原则有其局限性,一是主体限于污染者,二是承担责任方式限于支付排污费。一些国家已开始对该原则进行修正。如日本提出了原因者负担原则,即谁引发了原因,就必须承担采取防治措施及承担其必要费用的责任。1979年我国《环境保护法(试行)》规定了"谁污染,谁治理",这一原则当时主要是为了明确污染者有责任对其造成的污染进行治理,但之后许多专家学者认为该表述不够确切,只明确了污染者的治理责任,未包括对污染造成损害的赔偿责任。因此,现行的《环境保护法》提出了损害担责的原则。同时,适用无过错的责任原则,即一切污染和破坏环境的单位和个人,只要客观上造成损害结果,即使主观上不是故意和没有过失,也应当承担损害赔偿责任。也就是说,致害者无论有无主观过错、行为有无违法、排污有无超标,都不影响赔偿的责任成立,只要制害者的行为与损害结果之间具有因果关系,赔偿损害即可成立。

《侵权责任法》第六十五条明确规定:"因污染环境造成损害的,污染者应当承担侵权责任。"即当人为活动导致人类与其他物种赖以生存的环境受到损害、产生不良后果时,损害者应该对造成的损害后果承担责任。虽然《侵权责任法》及《环境保护法》对如何评估遭受损害后的环境价值没有确切的说明,但我们可以肯定的是一切环境都是有价的。一旦遭受损害,应该进行价值评估,由损害者进行赔偿。

另外,我国还出台了《中华人民共和国大气污染防治法》《中华人民共和国环境保护税法》《中华人民共和国环境影响评价法》《中华人民共和国水污染防治法》《中华人民共和国水法》《中华人民共和国海洋环境保护法》《中华人民共和国土地管理法》《中华人民共和国矿产资源法》《中华人民共和国森林法》《中华人民共和国草原法》《中华人民共和国野生动物保护法》《中华人民共和国文物保护法》《中华人民共和国固体废物污染环境防治法》《中华人民共和国噪声污染防治法》《自然保护区条例》《排污费征收标准管理办法》《环境保护主管部门实施按日连续处罚办法》《环境保护主管部门实施查封、扣押办法》《环境保护主管部门实施限制生产、停产整治办法》等法律法规,与《环境保护法》及《侵权责任法》一起解决污染源在哪里,污染什么时候发生,谁该负责污染后果,以及造成污染的各方应该承担什么样的责任,并且利用科学的分析方法来判别和鉴定污染责任归属,为环境法律诉讼提供必要的科学依据。

二、赔偿范围

当人类生活密切相关的环境因素遭到破坏时,将影响人体的健康,甚至危及生命。例如,第一次世界大战以后,尤其是 20 世纪 30 年代到 70 年代,由于人类对工业化大生产给环境带来的负面影响缺乏足够认识,许多工业污染没有进行任何处理、直接向外界排放。这种无节制的排污行为使得污染物排放量远远超过自然界的自净能力,从而导致震惊世界的环境污染事件频繁发生,使许多人患病、残疾,甚至死亡。其中,八起较大的轰动世界的公害事件被人们称为"八大公害":比利时马斯河谷烟雾事件、美国多诺拉烟雾事件、英国伦敦烟雾事件、美国洛杉矶光化学烟雾事件、日本水俣病事件、日本富山骨痛病事件、日本四日市哮喘病事件、日本爱知县米糠油事件。尤其是日本,它的工业在第二次世界大战后飞速发展,但由于没有环境保护措施,工业污染和各种公害病泛滥成灾(日本水俣病事件、日本富山骨痛病事件、日本四日市哮喘病事件均发生于二战后的同一时期)。最终日本经济虽然得到发展,但环境破坏和贻害无穷的公害病使日本政府和企业付出了极其昂贵的代价。

同时,环境污染也会影响到牲畜及野生动物的健康状态、农作物及野外植物的正常生长。例如,1968 年 3 月,正是日本的九州、四国等地的几十万只鸡突然死亡,拉开了日本爱知县米糠油事件的序幕。

所以一旦环境被污染,将可能涉及人身损害赔偿、财产损害赔偿。另外,环境本身具有的物质性、稀缺性、共享性决定了当污染者实施损害行为后,应当对环境本身损失的价值进行赔偿。

我国对破坏环境行为的处理可分为民事赔偿、行政处罚和刑事处罚。例如,《环境保护法》第二十五条："企业事业单位和其他生产经营者违反法律法规规定排放污染物,造成或者可能造成严重污染的,县级以上人民政府环境保护主管部门和其他负有环境保护监督管理职责的部门,可以查封、扣押造成污染物排放的设施、设备。"同时,损害者破坏环境的行为也可能触及刑法。《中华人民共和国刑法(2015)》第三百三十八条规定:"违反国家规定,排放、倾倒或者处置有放射性的废物、含传染病病原体的废物、有毒物质或者其他有害物质,严重污染环境的,处三年以下有期徒刑或者拘役,并处或者单处罚金;后果特别严重的,处三年以上七年以下有期徒刑,并处罚金。"本章节主要侧重阐述环境损害的民事赔偿方面,故行政处罚、刑事处罚部分不一一赘述。

民事赔偿是污染者因其环境侵权行为承担的责任,近年来,我国对于环境民事诉讼做出了新的规定,扩大了诉讼主体的范围,出现了环境民事公益诉讼的新形式。除被侵权人之外,与案件无直接利害关系的社会成员,包括公民、企事业单位、社会团体等,依据法律的特别规定,在环境受到或可能受到污染和破坏的情形下,为维护环境公共利益不受损害,也可以针对有关民事主体或行政机关而向法院提起诉讼。最高人民法院也发布了如江苏省泰州市环保联合会诉泰兴锦汇化工有限公司等水污染民事公益诉讼案等一系列典型案例。这一新变化是我国完善环境公益诉讼模式的新的尝试,体现了国家通过立法保护环境,严格追究环境侵权行为的决心。

环境有价,损害担责。单位或个人实施了污染环境的行为,造成对他人的人身、财产的损害或环境损失都应承担相应的民事责任。民事责任是民事主体违反民事义务所应承担的不利法律后果。民事责任是具有财产性的法律责任,主要表现为在责任体系中,财产责任占据主导地位。

《民法总则》第一百七十九条规定承担侵权责任的方式主要有:"(一)停止侵害;(二)排除妨碍;(三)消除危险;(四)返还财产;(五)恢复原状;(六)修理、重作、更换;(七)继续履行;(八)赔偿损失;(九)支付违约金;(十)消除影响、恢复名誉;(十一)赔礼道歉。"其中,民事赔偿(包括消除危险、恢复原状、赔偿损失的费用)是环境污染者承担侵权责任的具体体现。另外,《最高人民法院关于审理环境侵权责任纠纷案件适用法律若干问题的解释(2015)》第一条规定:因污染环境造成损害,不论污染者有无过错,污染者应当承担侵权责任。污染者以排污符合国家或者地方污染物排放标准为由主张不承担责任的,人民法院不予支持。由此可见,出于对受害者个人生命健康以及财产损失、受损环境的经济补偿目的,无论损害者是否有过错、是否从中获利、排污是否符合规定标准、是否缴纳排污费或环境保护税,只要造成了环境破坏后的实际损害,都应该对造成的损害承担责任。

第三节　赔偿项目、计算方法

如上所述,环境损害的赔偿,可以归纳为三个方面:人身损害赔偿、财产损害赔偿和环境损害赔偿。其中,涉及人身伤害、个人和集体财产损失要求赔偿的,适用《侵权责任法》等法律规定;涉及环境损害赔偿的,适用《侵权责任法》《环境保护法》等法律规定。

接下来具体阐述人身损害赔偿、财产损害赔偿和环境损害赔偿这三个方面的具体赔偿项目。

一、人身损害赔偿

在实践中，环境污染致人身损害的案件处理具有一定难度。由于"污染物质"是通过环境介质作用于个体，掩盖了侵害行为和损害结果之间的关联性，使因果关系的判定变得困难。"污染物质"通过环境介质扩散，可能产生很广的影响范围，受害人数较多。此外，污染物通过环境作用于个体，其损害结果的发生，即临床症状的出现常常需要一定的潜伏期。因此环境污染导致的人身损害赔偿常常面临取证难、鉴定难和认定难等问题。

《民法总则》第九条规定"民事主体从事民事活动，应当有利于节约资源、保护生态环境。"《中华人民共和国民法通则》第一百二十四条规定"违反国家保护环境防止污染的规定，污染环境造成他人损害的，应当承担民事责任。"因生命、健康、身体遭受侵害，赔偿权利人（受害者）请求赔偿义务人（环境污染者）赔偿财产损失和精神损害的，适用《最高人民法院关于审理人身损害赔偿案件适用法律若干问题的解释》。其中，第十七条规定："受害人遭受人身损害，因就医治疗支出的各项费用以及因误工减少的收入，包括医疗费、误工费、护理费、交通费、住宿费、住院伙食补助费、必要的营养费，赔偿义务人应当予以赔偿。受害人因伤致残的，其因增加生活上需要所支出的必要费用以及因丧失劳动能力导致的收入损失，包括残疾赔偿金、残疾辅助器具费、被扶养人生活费，以及因康复护理、继续治疗实际发生的必要的康复费、护理费、后续治疗费，赔偿义务人也应当予以赔偿。受害人死亡的，赔偿义务人除应当根据抢救治疗情况赔偿本条第一款规定的相关费用外，还应当赔偿丧葬费、被扶养人生活费、死亡补偿费以及受害人亲属办理丧葬事宜支出的交通费、住宿费和误工损失等其他合理费用。"第十八条："受害人或者死者近亲属遭受精神损害，赔偿权利人向人民法院请求赔偿精神损害抚慰金的，适用《最高人民法院关于确定民事侵权精神损害赔偿责任若干问题的解释》予以确定。"同时，《最高人民法院关于审理人身损害赔偿案件适用法律若干问题的解释》对各个赔偿项目都有进一步的解释。归纳如下：

1. 医疗费　根据医疗机构出具的医药费、住院费等收款凭证，结合病历和诊断证明等相关证据确定。医疗费的赔偿数额，按照一审法庭辩论终结前实际发生的数额确定。器官功能恢复训练所必要的康复费、适当的整容费以及其他后续治疗费，赔偿权利人可以待实际发生后另行起诉。但根据医疗证明或者鉴定意见确定必然发生的费用，可以与已经发生的医疗费一并予以赔偿。

2. 误工费　根据受害人的误工时间和收入状况确定。误工时间根据受害人接受治疗的医疗机构出具的证明确定。受害人因伤致残持续误工的，误工时间可以计算至定残日前一天。受害人有固定收入的，误工费按照实际减少的收入计算。受害人无固定收入的，按照其最近三年的平均收入计算；受害人不能举证证明其最近三年的平均收入状况的，可以参照受诉法院所在地相同或者相近行业上一年度职工的平均工资计算。

3. 护理费　根据护理人员的收入状况和护理人数、护理期限确定。护理人员有收入的，参照误工费的规定计算；护理人员没有收入或者雇佣护工的，参照当地护工从事同等级别护理的劳务报酬标准计算。护理人员原则上为一人，但医疗机构或者鉴定机构有明确意见的，可以参照确定护理人员人数。护理期限应计算至受害人恢复生活自理能力时止。受害人因残疾不能恢复生活自理能力的，可以根据其年龄、健康状况等因素确定合理的护理期限，但最长不超过二十年。受害人定残后的护理，应当根据其护理依赖程度并结合配制残疾辅助器具的情况确定护理级别。

4. 交通费 根据受害人及其必要的陪护人员因就医或者转院治疗实际发生的费用计算。交通费应当以正式票据为凭;有关凭据应当与就医地点、时间、人数、次数相符合。

5. 住院伙食补助费 可以参照当地国家机关一般工作人员的出差伙食补助标准予以确定。受害人确有必要到外地治疗,因客观原因不能住院,受害人本人及其陪护人员实际发生的住宿费和伙食费,其合理部分应予赔偿。

6. 营养费 根据受害人伤残情况参照医疗机构或者鉴定机构的意见确定。

7. 残疾赔偿金 需依据鉴定机构出具的受害人伤残等级报告,2016年4月18日两院三部发布《人体损伤致残程度分级》,从2017年1月1日开始执行。目前《人体损伤致残程度分级》适用范围将变为:除职工工伤以外的所有人身损害致残程度等级鉴定,包括道路交通事故受伤人员伤残鉴定、刑事案件的伤残鉴定、非因职工工伤的伤残鉴定、普通伤害案件的伤残鉴定、其他意外伤害的伤残鉴定等,即也包括环境损害的伤残鉴定。故因污染环境造成人身损害的,可以参照《人体损伤致残程度分级》进行评残,按照受诉法院所在地上一年度城镇居民人均可支配收入或者农村居民人均纯收入标准,自定残之日起按20年计算,一级伤残赔偿金为年度人均纯收入 ×20×100%,十级伤残赔偿金则为年度人均纯收入 ×20×10%。但60周岁以上的,年龄每增加1岁减少1年,如受害人为65周岁,若被评为一级伤残,则赔偿金为年度人均纯收入 ×15×100%,若被评为十级伤残,则赔偿金为年度人均纯收入 ×15×10%;75周岁以上的,按5年计算,如受害人为80周岁,若被评为一级伤残,则赔偿金为年度人均纯收入 ×5×100%,若被评为十级伤残,则赔偿金为年度人均纯收入 ×5×10%。受害人因伤致残但实际收入没有减少,或者伤残等级较轻但造成职业妨害严重影响其劳动就业的,可以对残疾赔偿金作相应调整。

8. 残疾辅助器具费 按照普通适用器具的合理费用标准计算。伤情有特殊需要的,可以参照辅助器具配制机构的意见确定相应的合理费用标准。辅助器具的更换周期和赔偿期限参照配制机构的意见确定。

9. 丧葬费 按照受诉法院所在地上一年度职工月平均工资标准,以6个月总额计算。

10. 被扶养人生活费 根据扶养人丧失劳动能力程度,按照受诉法院所在地上一年度城镇居民人均消费性支出和农村居民人均年生活消费支出标准计算。被扶养人为未成年人的,计算至18周岁;被扶养人无劳动能力又无其他生活来源的,计算20年。但60周岁以上的,年龄每增加1岁减少1年;75周岁以上的,按5年计算。被扶养人还有其他扶养人的,赔偿义务人只赔偿受害人依法应当负担的部分。被扶养人有数人的,年赔偿总额累计不超过上一年度城镇居民人均消费性支出额或者农村居民人均年生活消费支出额。劳动能力丧失和伤残等级并不是同等的概念,但如何认定扶养人丧失劳动能力的程度,并没有相关法律规定和解释。实践中,关于丧失劳动能力的程度,一般依据《劳动能力鉴定职工工伤与职业病致残等级》(GB/T 16180—2014)标准确认伤残等级,再根据《职工非因工伤残或因病丧失劳动能力程度鉴定标准(试行)》的规定,一至四级伤残程度是全部丧失劳动能力,五至六级是大部分丧失劳动能力。七至十级目前由于缺乏明确的规定,各地实际操作不尽相同,给法官的自由裁量留下较大空间。

11. 死亡赔偿金 按照受诉法院所在地上一年度城镇居民人均可支配收入或者农村居民人均纯收入标准,按20年计算。但60周岁以上的,年龄每增加1岁减少1年;75周岁以上的,按5年计算。

二、财产损害赔偿

如何正确计算环境污染导致的财产损失,在环境污染赔偿纠纷中一直存在争议。《侵权责任法》第十九条规定:"侵害他人财产的,财产损失按照损失发生时的市场价格或者其他方式计算。"这里值得一提的是,财产损失应包括直接损失和间接损失。因为民事责任是具有补偿性的法律责任。民事责任的补偿性,是指民事责任的范围与违反民事义务造成的对民事权利的损害范围相适应,给违法义务者施加民事责任既不能使受害人因此获得不应有的利益,也不能使受害人遭受不应有的损害。只有责令加害人对受害人遭受的损害给予与损害等同的补偿,民法才能恢复被破坏的当事人之间的平等地位,实现救济受害人,实现民法公平正义的精神。例如:工厂的污水排出导致渔民鱼塘的鱼苗被毒死,那么渔民的直接财产损失指的是鱼苗费、鱼苗运输费、已经投入的饲料费、鱼塘租金、养鱼劳务报酬等合理费用。而间接财产损失是指鱼苗长成成鱼变卖后的通常可以得到的利润(即成鱼的价格减去成鱼养殖过程中所支出的费用)。这里需考虑到鱼苗的存活率与市场价格的波动。实际案例中,直接损失部分是比较直观、容易接受的,而间接损失部分的计算往往争议较大,双方应多进行沟通与协商,协商不成的可以向当地仲裁委员会提出仲裁申请或依法向当地法院起诉。

三、生态环境损害赔偿

我国生态环境损害赔偿制度在不断地发展和完善,但是仍然存在着一些问题。例如:在立法层面上对不同环境要素的重视度不同。现行的《水污染防治法》《大气污染防治法》《中华人民共和国固体废物污染环境防治法》《中华人民共和国环境噪声污染防治法》,都未明确规定环境污染危害本身的赔偿,仅规定了对受到环境污染危害的单位和个人的赔偿。而《海洋环境保护法》则明确规定了海洋环境污染损害赔偿责任,由海洋环境主管部门负责赔偿国家损失工作。2017 年 8 月 29 日中央全面深化改革领导小组第三十八次会议审议通过《生态环境损害赔偿制度改革方案》,方案中指出自 2018 年 1 月 1 日起,在全国试行生态环境损害赔偿制度。到 2020 年,力争在全国范围内初步构建责任明确、途径畅通、技术规范、保障有力、赔偿到位、修复有效的生态环境损害赔偿制度。

美国的裁判目前主要依据的是专家学者或者司法鉴定人提供的证据。法院在考量是否采纳专家提供的证据时,通常要考虑以下几个方面:①专家的理论或技术是否合理或已经被证实;②专家的理论或技术是否通过同行评议;③是否存在已知或潜在的误差;④技术实施目前存在的标准;⑤在科学界是否被普遍接受;⑥其他因素。由此可见,专家意见在生态环境损害赔偿方面起着举足轻重的作用。我国目前环境损害的评估也依赖于鉴定机构的专家意见。但是在目前的环境损害司法实践中,承担相关检验鉴定工作的主体多数为国内环境研究机构和环境检测部门,而非专业化的司法鉴定人。目前,各类环境诉讼中的复杂评估问题是由政府的环境、农业、林业、海事等行政管理部门兼职承担的,而司法部自 2005 年启动的司法鉴定机构同意登记管理范畴中,环境损害司法鉴定却迟迟未能进入,导致了环境损害司法鉴定委托难等问题。在此局面下,诉讼双方即使耗费重金,往往也难以获得有效的科学证据。在党的十八大作出关于全面深化改革的战略部署之后,2015 年底由最高人民法院、最高人民检察院、司法部、环境保护部印发了《关于将环境损害司法鉴定纳入统一登记管理范围的通知》《关于规范环境损害司法鉴定管理工作的通知》，明确规定了环境损害司法鉴定工作实行统一登记、规范管理。2016年10月，司法部、环境保护部又印发《环境损害司法鉴定机构登记评审办法》《环境损害司法鉴定机构登记评审办法》，进一步明确规定了环境损害司法鉴定机构的审核登记程序。上述举措将环境损害司法鉴定的机构和人员纳入了司法部行政管理的范畴。在传统三大类（法医、物证和声像资料）司法鉴定项目之外，增加了环境损害司法鉴定。

因此，对环评机构、检测机构和专门从事环境监测和防治污染设施维护、运营的机构所使用的环境检测方法的科学性以及机构自身的公正性提出了较高要求。上述机构如果在从事有关环境服务的过程中，与排污者恶意串通、弄虚作假，出具虚假的环境影响评价文件或者监测数据等，将会严重破坏监管秩序，导致环境恶化或生态破坏。因此《环境保护法》第六十五条规定："环境影响评价机构、环境监测机构以及从事环境监测设备和防治污染设施维护、运营的机构，在有关环境服务活动中弄虚作假，对造成的环境污染和生态破坏负有责任的，除依照有关法律法规规定予以处罚外，还应当与造成环境污染和生态破坏的其他责任者承担连带责任。"

目前关于生态环境损害赔偿只能简单地分为几个方面：①清除污染的费用；②生态环境修复费用；③生态环境修复期间服务功能的损失；④生态环境功能永久性损害造成的损失；⑤生态环境损害赔偿调查、鉴定评估等合理费用。其中，清除污染的费用以及生态环境损害赔偿调查、鉴定评估的费用按实际产生的数额进行赔偿，而生态环境修复费用、生态环境修复期间服务功能的损失、生态环境功能永久性损害造成的损失以及其他合理费用需要鉴定机构给予专业意见。

除了具体赔偿项目、数额的确定，还可能存在其他重要因素影响赔偿，比如两个以上污染者、第三人过错、不承担责任或者减轻责任的情形。《侵权责任法》第六十七条规定："两个以上污染者污染环境，污染者承担责任的大小，根据污染物的种类、排放量等因素确定。"

《最高人民法院关于审理环境侵权责任纠纷案件适用法律若干问题的解释（2015）》对这一问题做出了更加细化的规定，第二条："两个以上污染者共同实施污染行为造成损害，被侵权人根据《侵权责任法》第八条规定请求污染者承担连带责任的，人民法院应予支持。"第三条："两个以上污染者分别实施污染行为造成同一损害，每一个污染者的污染行为都足以造成全部损害，被侵权人根据《侵权责任法》第十一条规定请求污染者承担连带责任的，人民法院应予支持。两个以上污染者分别实施污染行为造成同一损害，每一个污染者的污染行为都不足以造成全部损害，被侵权人根据《侵权责任法》第十二条规定请求污染者承担责任的，人民法院应予支持。两个以上污染者分别实施污染行为造成同一损害，部分污染者的污染行为足以造成全部损害，部分污染者的污染行为只造成部分损害，被侵权人根据《侵权责任法》第十一条规定请求足以造成全部损害的污染者与其他污染者就共同造成的损害部分承担连带责任，并对全部损害承担责任的，人民法院应予支持。"第四条："两个以上污染者污染环境，对污染者承担责任的大小，人民法院应当根据污染物的种类、排放量、危害性以及有无排污许可证、是否超过污染物排放标准、是否超过重点污染物排放总量控制指标等因素确定。"对于第三人的过错，第六十八条规定："因第三人的过错污染环境造成损害的，被侵权人可以向污染者请求赔偿，也可以向第三人请求赔偿。污染者赔偿后，有权向第三人追偿。"《最高人民法院关于审理环境侵权责任纠纷案件适用法律若干问题的解释（2015）》

第五条规定:"被侵权人根据《侵权责任法》第六十八条规定分别或者同时起诉污染者、第三人的,人民法院应予受理。被侵权人请求第三人承担赔偿责任的,人民法院应当根据第三人的过错程度确定其相应赔偿责任。污染者以第三人的过错污染环境造成损害为由主张不承担责任或者减轻责任的,人民法院不予支持。"

《侵权责任法》也对不承担责任或者减轻责任的情形进行了说明,第二十六条:"被侵权人对损害的发生也有过错的,可以减轻侵权人的责任";第二十七条:"损害是因受害人故意造成的,行为人不承担责任";第二十九条:"因不可抗力造成他人损害的,不承担责任。法律另有规定的,依照其规定。"

小结:环境污染事件的赔偿应考虑人身损害赔偿、财产损害赔偿和环境损害赔偿这三个方面。其中,环境损害赔偿需依赖鉴定机构的专业意见。过去由于环境违法行为受到的处罚相对于巨大的污染防治成本而言相对较轻,因此普遍存在"守法成本高、违法成本低"的现象,导致企业宁可选择违法、承担相对轻微的法律责任,也不愿遵守法律、承担相对高的污染治理成本。而现行的《环境保护法》无疑是针对我国严峻环境现实的一记重拳,明确提出应当坚持保护优先、预防为主、综合治理、公众参与、损害担责的原则以及明确国家采取相应的政策和措施来健全生态补偿机制。当政府监管愈加严厉、责任划分愈加明确、赔偿机制愈加完善,保护和改善环境,防治污染和其他公害,保障公众健康,推进生态文明建设,促进经济社会可持续发展的立法目的就达到了。

（刘卓鹰　陈峰　汪元河　百茹峰）

第七章

典型案例分析

环境损害问题现在已成为严重社会问题,直接影响到人身健康、社会稳定。环境中的化学因素成分复杂,种类繁多。大气、水、土壤中含有各种无机和有机化学物质,其中许多成分的含量适宜时是人类生存和维持身体健康必不可少的。但是,在人类的生产生活活动中将大量的化学物质排放到环境中可造成严重的环境污染。

随着社会的进步和科学技术的发展,特别是从18世纪工业革命以来,人类开发利用自然资源的能力不断提高,燃料消耗急剧增加,地下矿藏被大量开采和冶炼,化学工业高度发达,促进了工农业的大发展,为人类带来了巨大的财富。同时,由于自然资源遭受不合理的开采及工农业大发展而生产和使用大量农药、化肥和其他化学品,造成大量生产性废弃物(废水、废气、废渣)及生活性废弃物不断进入环境,严重污染大气、水、土壤等自然环境,使正常的生态环境遭受破坏,人们的生活环境质量下降,直接威胁着人类的健康。

本章节选取国内近年来典型的环境污染致人伤亡案件,对污染物性质、损害后果及司法鉴定程序与内容等进行总结,以期为今后相关案件的处理提供方法和思路。

第一节 镉 中 毒

(一)概述

2014年4月,环境保护部和国土资源部联合公布的《全国土壤污染状况调查公报》显示,全国土壤总的超标率为16.1%,其中镉的无机污染物点位超标率最高,达到7%,其污染物含量分布呈现从西北到东南、从东北到西南方向逐渐升高的态势。镉广泛用于电镀、油漆、颜料、电池、照相材料、陶瓷、生产合金及焊条等行业。在镉冶炼、应用镉及化合物生产中均有镉接触。生活镉污染的来源主要包括:采用工业污水作为肥料和水源,大量煤、石油、天然气的燃烧以及炼钢炼金过程中排出的废气进入大气环境,或重金属镉通过沉降进入河流和土壤。

镉中毒是慢性过程,镉在人体内的半衰期长达10~30年。环境中的镉通过空气、食物、水、吸烟途径进入人体,当镉的浓度达到一定程度时,就可发生镉中毒。镉被人体吸收后选择性地蓄积在肝、肾、骨骼等器官中。其中肾脏可吸收进入人体近1/3的镉,患者出现糖尿、蛋白尿、氨基酸尿。镉蓄积于骨导致骨骼代谢受阻,造成骨质疏松、萎缩、变形等一系列改变。急性镉中毒以呼吸系统损害为主要表现;先有上呼吸道黏膜刺激症状,经一定的潜伏期,出现咳嗽、胸闷、呼吸困难,伴寒战、背部和四肢肌肉和关节酸痛,胸部 X 线检查有片状阴影和肺纹理增粗,化学性支气管炎、化学性肺炎改变。严重患者出现肺水肿和心力衰竭。口服镉化合物引起急性中毒的临床表现酷似急性胃肠炎,有恶心、呕吐、腹痛、腹泻、全身无力、肌肉酸痛,重者有虚脱。慢性中毒引起以肾小管病变为主的肾脏损害,亦可引起其他器官的改变。早期肾脏损害表现为尿中出现低分子蛋白($β_2$ 微球蛋白、维生素 A 结合蛋白、溶菌酶和核糖核酸酶等),还可出现葡萄糖尿、高氨基酸尿和高磷酸尿。晚期患者出现慢性肾衰竭。肺部表现为慢性进行性阻塞性肺气肿,最终导致肺功能减退。慢性中毒患者常伴有牙齿颈部黄斑、嗅觉减退或丧失、鼻黏膜溃疡和萎缩,其他尚有食欲减退、恶心、体重减轻和高血压。慢性镉中毒晚期出现骨骼损害,自觉背部及四肢疼痛,可见骨质疏松、骨软化、自发性骨折等。长期接触镉者肺癌发病率增高。既往有镉中毒可并发脑出血的报道,具体机制不清楚。

镉对红细胞、白细胞产生损伤,主要表现有贫血、血红蛋白减少,甚至影响机体免疫系统。1966 年 Carroll 的流行病学调查,发现镉接触和心血管疾病有关联。金属及其化合物均已证实对心血管及血液系统有损害,如金、汞、铋等引起中毒性血管性紫癜,砷、碘化物、金制剂、铅等引起血小板减少性紫癜。镉是否对心血管及血液系统有损害,有待于动物实验进一步研究。

《职业性镉中毒诊断标准(GBZ 17—2002)》《职业性镉中毒诊断标准及处理原则(GB 7803—87)》中对慢性镉中毒尿镉、血镉、尿 $β_2$ 微球蛋白的限值规定:尿镉 5μg/L,尿 $β_2$ 微球蛋白 1 000μg/g 肌酐,血镉主要反映近期接触量,不作为慢性镉中毒的诊断指标。当同时存在血镉水平 >45nmol/L 和尿镉水平 >5.0μmol/L 肌酐时,多数表示有镉的过量接触,且机体负荷过高;仅血镉水平 >45nmol/L,而尿镉水平正常时,提示工人近期有过量镉接触;当仅有尿镉水平 >5.0μmol/L 肌酐,而血镉水平正常时,则主要见于既往有过量镉接触但近期已减少或脱离接触者。肾脏疾病和严重贫血可分别影响尿镉和血镉测定结果。

《职业性镉中毒诊断标准(GBZ 17—2002)》中已明确规定,除尿镉增高和伴有头晕、乏力、肢体痛等症状外,实验室检查发现尿 $β_2$ 微球蛋白含量和(或)尿视黄醇结合蛋白异常增高时,排除其他病因后,可作为慢性轻度镉中毒的诊断依据。因此,在对慢性镉中毒后果评价时,除了应关注中毒者的血镉、尿镉动态指标和肝、肾功能指标外,对于未发生严重肾损害的中毒者,还应对其尿 $β_2$ 微球蛋白和(或)尿视黄醇结合蛋白的水平给予足够重视,以明确是否存在早期或轻度肾损害的情况。

(二)案例分析

案例 1　肺、肾等多器官损害死亡案例

1. 简要案情　2003 年,湖南省某村通过招商引资引进长沙湘和化工厂,次年 4 月,该厂未经审批建设了 1 条炼铟生产线,并长期排放工业废物,在周边形成了大面积的污染,进而导致植被大片枯死,部分村民因体内镉超标出现咳嗽、头晕、胸闷、关节疼痛等症状,两名村民因此死亡。2009 年 7 月 29 日、30 日,当地上千名村民因不堪污染之害,围堵镇政府、派出所。

该工厂的生产原料中镉的含量:0.28%~0.51%,生产中的废渣镉超标 237 倍。该厂原材料、半成品、废渣乱堆乱放,无防尘防雨、防漏、防渗等有效保护措施;未按环境保护相关规定和要求配套设置污水、废气净化、废渣等危险废物污染防治措施,未实现污染物达标排放;包装材料和过滤布管理不严格;生产设备陈旧、清洁生产水平低、生产过程中泄漏现象严重,导致镉污染物无组织排放。造成该地区土壤、河流水、空气、农作物镉污染。在该厂周边1 200米范围内的土壤镉超标16.5倍，3 000米左右镉超标3.60倍，4 000米镉超标0.28倍（评价标准：GB 15618-1995《土壤环境质量标准》）。工厂周边1 200米范围内蔬菜中镉超标2.55倍（评价标准：GB2762-2005《食品中污染物限量》）。

对厂周边1 200米范围内居住的人群中3 566人的尿液样本进行尿镉和尿β_2微球蛋白检测（参考GBZ 17—2002《职业性镉中毒诊断标准》），检测结果：571人尿镉测定连续两次在5μmol/L肌酐（5μg/g肌酐）以上，诊断为镉中毒观察对象；208人尿β_2微球蛋白含量在9.6μmol/L肌酐（1 000μg/g肌酐以上），诊断为镉中毒；2人死亡。

2. 临床检查指标及法医病理学尸体解剖检验

某男甲，61岁，该厂职工，在含镉粉尘环境中作业5年。

临床资料：2009年5月7日因全身酸痛、纳差、消瘦1月余入院。入院体查：T 36℃，P 72次/min，R 21次/min，BP 120/70mmHg，Wt45Kg。双肺未闻及干湿啰音，心界不大，心率72次/min，律齐，无杂音。腹部检查未见异常。2009年4月30日检验报告示：血镉8.72mg/L，尿镉20.26μg/g.Cr；2009年5月7日检验报告示，血镉7.27mg/L，尿镉6.77μg/g.Cr。入院后临床检验示血、尿、便常规正常，肝功能：白蛋白（ALB）34.5g/L，球蛋白（GLB）31.2g/L，谷草转氨酶（AST）89.9U/L，谷丙转氨酶（ALT）49.7U/L，γ-谷氨酰转肽酶（GGT）56.3U/L，心肌酶全套：乳酸脱氢酶（LDH）401U/L，羟丁酸脱氢酶（HBDH）311.8U/L，肌酸激酶（CK）375.9U/L，肌酸激酶同工酶（CK-MB）弱阳性，余正常，血沉44mm/H，C反应蛋白（CRP）19.7mg/L；尿β_2微球蛋白（β_2-MG）43 792.33μg/Cr，尿视黄醇结合蛋白（URBP）30 284.25μg/Cr；24小时尿蛋白0.605g。胸片：右上、下肺渗出性病变。神经肌电图：右侧尺神经及腓总神经运动传导速度减慢，右侧正中神经及双侧腓肠神经感觉传导速度减慢。予以抗炎、护肝、护肾、护胃、补充营养、补锌、补钙等对症支持治疗，患者病情好转，但易反复。出院诊断：1. 肺炎；2. 尿镉高；3. 营养不良；低蛋白血症；轻度贫血。

该患者于2009年6月13日又因纳差、乏力2月余，发热、咳嗽、气促1月余再次入院，予以抗炎对症支持治疗，病情进行性加重，胸片示双肺病灶有增多，伴血氧饱和度下降，予以重症监护，维护重要脏器功能，包括机械通气、血液净化治疗、抗感染、解痉、止咳化痰、营养支持治疗、输血等综合抢救措施，但患者病情仍进行性加重，一直处于昏迷，呼吸、循环功能进行性衰竭，于6月28日抢救无效死亡。最后临床诊断：1. 重症肺炎；2. Ⅱ型呼衰；3. 多器官功能障碍综合征（心、肺、脾、肝、肾、血液系统）；4. 间质性肺炎；5. 尿镉升高原因待查。

法医病理学解剖见：死者发育正常，营养差，全身皮肤黄染。眼球、睑结膜黄染，双侧胸腔见450ml积液，双肺表面黑白相间，质韧。腹腔见300ml淡红色积液，肝脏在锁骨中线处平肋缘，剑突下7cm，肝重1 200g，色黄。胆囊水肿，大小约12cm×6cm×4.5cm。

显微镜观察：肺组织大片肉质变，纤维化（见文末彩插，图7-1A），部分支气管上皮鳞状上皮化生，残存肺肺间质血管高度扩张、淤血、大片状出血。肺泡内有透明膜形成。肝小叶中央大片肝细胞坏死，间质少量白细胞浸润和纤维组织增生。部分肾单位萎缩，肾小球玻璃样变，肾小管上皮细胞水样变性，部分肾小管内可见蛋白管型间质血管扩张、充血、片状出血，间质水肿。脾高度淤血。脑、心、肺、肝、肾电镜检查：在细胞内近胞核可见大量高密度颗粒沉积，大量溶酶体并吞噬颗粒（见文末彩插，图7-1B）。

3. 损害后果分析　结合临床资料、法医病理学解剖检验结果，死者符合因镉中毒致肺纤维化、肝、肾急性损害，终以多器官功能衰竭死亡。从临床表现及病理组织学检查提示镉对人体损害涉及身体的各个系统、器官、组织,包括皮肤、黏膜、心、肺、脾、肝、肾、血液。该例死者以肺、肝、肾损害最为严重。该例尸解光学显微镜下见肝细胞大片坏死,周围炎细胞较少,透视电镜下见肝细胞内溶酶体增多,溶酶体内有大量高致密度的颗粒,其肝坏死符合溶酶体破裂使细胞大量溶解性坏死的特点。

案例 2 血液系统损害为主要表现的职业环境镉中毒

1. 简要案情

同案例1,略。

2. 临床检查指标及法医病理学尸体解剖检验

某男乙,44 岁,在含镉粉尘环境中作业 5 年。

临床资料:2009 年 5 月 21、22 日入院,实验室检验报告单显示:尿肌酐 1.57g/L,血镉:5.71μg/L,尿镉 10.06μg/g.Cr。

2009 年 5 月 28 日 8 时因"全身皮肤瘀斑,牙龈出血一周"住院治疗。查体:T36.0℃,R24 次 /min,P56 次 /min,BP150/90mmHg,发育正常,急性病容。全身浅表淋巴结未扪及肿大。胸腹部及四肢可见散在针尖样出血点。左前臂前侧可见 10cm×5cm 瘀斑,右侧大腿内侧可见 12cm×12cm 瘀斑,左小腿肿胀,内侧可见 8cm×8cm 皮肤瘀斑。双肺呼吸音粗,未闻及干湿啰音。心率 56 次 /min,心音可。腹平软,未扪及明显包块。四肢肌张力正常,病理征未引出。余检查不配合。实验室检查:血小板(PLT)6×10⁹/L,钾(K⁺)3.17mmol/L,纤维蛋白降解产物(FDP)<5μg/ml,D- 二聚体 >2.5μg/ml,纤维蛋白原(FIB)约 0.6g/L,谷丙转氨酶(ALT)51U/L,谷草转氨酶(AST)67U/L,类风湿因子(RF)87U/L,羟丁酸脱氢酶(HBDH)353U/L,乳酸脱氢酶(LDH)424U/L,尿常规示蛋白弱阳性,糖 ++++。心电图示窦性心动过速、完全房室传导阻滞。头颅 CT 示左侧枕顶叶区脑出血并破溃入脑室,出血量约 40ml,给予脱水降颅压、制酸护胃、输血小板及冷沉淀、补液等对症处理。患者仍深昏迷,双侧瞳孔散大、固定,对光反射消失,呼吸浅快,心率 68 次 /min,BP110/70mmHg。血常规:血红蛋白(Hb)92g/L,血小板(PLT)3×10⁹/L,白细胞(WBC)2.8×10⁹/L,中性粒细胞百分比 23.6%,淋巴细胞百分比 7.4%,单核细胞百分比 68.6%。2009 年 28 日 20 时许死亡。临床死亡诊断:①脑出血,脑疝形成,呼吸衰竭;②血小板减少;③消化道出血;④吸入性肺炎;⑤镉中毒;⑥失血性贫血。

法医学病理解剖见:死者全身多处散在皮下、点、片状出血区,以下肢较重,尿道口有血性液体溢出。左额颞侧见硬膜下出血,蛛网膜广泛出血,左枕叶见脑内血肿,血肿破入左侧脑室,双侧脑室少量积血。小脑扁桃体疝形成。左肺与胸腔侧壁粘连,支气管分叉处见大量灰褐色液体溢出,左肺下叶背侧见直径 0.2cm 圆形白色硬结。其余脏器大体未见明显特殊。

显微镜观察:蛛网膜下腔大量出血。脑内出血、血肿,脑水肿改变,脑血管周隙及神经细胞周隙轻度增宽。心肌血管扩张,淤血,心肌间质见少量散在红细胞和组织间浸润,心肌纤维萎缩。肺间质自溶改变,部分肺泡内大量水肿液。肾皮质见灶性淋巴细胞浸润,肾小管上皮细胞水肿变性、自溶。肝细胞水肿变性,汇管区淋巴细胞增多。胰腺、脾、肾上腺及胃肠黏膜自溶。脑、心、肺、肝、肾电镜检查均见实质细胞内近胞核可见大量高密度颗粒沉积,大量溶酶体及吞噬颗粒(见文末彩插,图 7-1C)。最后致死原因为硬膜下及蛛网膜下腔出血,脑内血肿,双侧脑室积血致脑疝形成。

3. 损害后果分析

结合临床资料、法医病理学解剖检验结果,其死因为硬膜下及蛛网膜下腔出血,脑内血肿,双侧脑室积血致脑疝形成。该患者生前血小板低,且有出血倾向,血小板减少是其脑出血的主要原因。既往无血液病史,考虑其颅内出血的原因为镉中毒引起心血管及血液系统损害。临床表现及病理组织学检查提示镉对该例死者心脏及血液系统损害最为严重。

案例3　以镉为主的复杂金属毒物中毒案例

1. 简要案情

丘某,女,19岁,2017年10月2日因"反复腹痛腹泻1周"到某医院住院治疗。病史显示:患者1周前饮用来源不明的水后,出现腹泻,呈水样,无便血,伴发热,体温最高升至39℃,伴有畏寒寒战,乏力、纳差、恶心、呕吐,腹部阵发性绞痛及全身肌肉关节疼痛。2017年10月12日丘某经抢救无效死亡。死亡诊断:急性肝衰竭;非感染性多器官功能障碍综合征;镉及其化合物毒性效应?药物过敏反应?

2. 临床检查指标及法医病理学尸体解剖检验

临床资料:体查:体温36.5℃,心率74次/min,呼吸20次/min,血压95/58mmHg,急性病容,双上肢可见散在淤点、瘀斑,腹部可见散在红色皮疹。全身皮肤黏膜颜色正常,无黄染。实验室检验:尿镉266μg/g肌酐,血镉0.9μg/L,尿铬31.7μg/g肌酐,血铬<0.5μg/L,尿镍23.9μg/L,血镍<0.1μmo/L,尿汞12.6μg/g肌酐,尿锰34.1μg/L,尿铊0.6μg/L,尿铅23.7μg/L,尿砷0.1<μmol/L。患者尿镉水平升高明显,血镉水平不高,考虑为血液透析可降低镉浓度。死后法医毒物分析结果:①肝组织中检出镉0.74mg/kg,铬0.78mg/kg,锰0.39mg/kg,镍0.04mg/kg,砷0.01mg/kg,铅0.45ng/kg;②心血中未检出铬,检出镉119.4μg/L,锰57.33μg/L,镍6.03μg/L,砷4.50μg/L,铅32.23μg/L;③胃内容物中检出镉0.05mg/kg,铬0.86mg/kg,锰6.40mg/kg,镍0.26mg/kg,砷0.02mg/kg,铅0.05mg/kg;④肾组织中检出镉10.50mg/kg,铬1.0mg/kg,锰2.28mg/kg镍0.05mg/kg,砷0.02mg/kg,铅0.07mg/kg。

法医病理学解剖见:尸体检验于死亡后5天进行。尸长164cm,发育未见异常,营养一般,全身皮肤黄染,散在大量红色出血性斑疹,双侧睑结膜黄染。硬脑膜轻度黄染。双侧胸腔内均有暗黄红色液体:左侧250ml、右侧300ml,双肺表面可见散在出血斑。心包完整,腔内有淡黄色液体3ml。心脏重260g,心外膜可见散在的出血点。肝脏重700g,被膜完整,质地软,切面呈暗红色,肝左叶膈面可见一4.5cm×3.5cm×3.0cm区域,切面呈黄红色。左肾重130g,右肾重120g,表面散在出血点,肾包膜光滑易剥离,切面皮、髓质分界清,切面呈黄红色。

显微镜观察:肺:肺泡壁毛细血管及间质血管扩张、淤血。大部分肺泡腔内充满以中性粒细胞为主的炎性细胞。部分支气管黏膜脱落,部分肺泡腔内可见均质红染的水肿液。肝:大部分肝细胞溶解、坏死,伴局灶性淋巴细胞浸润及大量小胆管的增生。未见正常肝小叶结构,未见肝细胞的明显结节状再生。坏死区可见大量红细胞及少量纤维组织增生。脾:脾小体及脾髓结构清晰,脾窦淤血。肾:肾小球结构基本正常,部分近曲小管及远曲小管坏死伴灶性淋巴细胞、中性粒细胞浸润。部分肾小管内见红细胞管型、蛋白管型或颗粒管型。

3. 损害后果分析

尸表检验见死者全身皮肤、睑结膜及硬脑膜黄染,全身皮肤见散在红色出血性斑疹;解剖见死者肝脏体积明显缩小(重700g),质软,切面呈暗红色或黄红色;组织学检查见大部分肝细胞坏死伴大量小胆管增生及少量纤维组织增生,未见肝细胞的明显结节状再生。结合临床病史(因"反复腹痛腹泻1周"于2017年10月2日入院,病程中有腹泻、发热、乏力纳差、恶心、呕吐、肝功能明显异常、全身散在红色斑疹,病情急剧进展为急性肝功能衰竭,于

10 月 12 日经抢救无效死亡）综合分析,死者符合急性重症肝炎所致急性肝坏死、肝功能衰竭的临床病理学特征。此外,综合毒物检测结果分析:丘某 10 月 9 日血液及尿液检测提示,其尿液中镉元素含量显著高于正常值,尿锰、铬、镍元素含量略高。取死者组织器官及血液检测结果:心血中镉元素含量显著高于正常参考值范围,且高于生前血镉水平,血中锰元素含量稍高于正常参考值。死者应存在镉、锰、镍元素的急性中毒情况（以镉中毒为主,锰、镍轻度中毒）。综合尸检所见、毒物分析结果及临床病史分析,丘某因金属毒物（镉、锰、镍）中毒（以镉中毒为主）致多器官功能衰竭死亡。

（三）讨论

我国是产镉大国,居世界首位,同时也是镉及其化合物的使用大国,导致职业环境镉接触的人员相对较多,因职业环境镉中毒而引起的纠纷也时有报道。镉重金属中毒主要是由于吸入含有镉的化合物的烟、尘所致,具有潜伏性、隐蔽性、长期性的特点。前面两个案例在透视电镜下均表现组织细胞内近细胞核有大量高密度颗粒沉积,提示镉可能对邻近的细胞核染色体存在影响、致 DNA 损伤、突变,为其导致遗传学改变和致癌的研究提供了可能性。案例 3 死者尿液中镉元素含量显著高于正常值,心血中镉元素含量显著高于正常参考值范围,最终因金属毒物（镉、锰、镍）中毒（以镉中毒为主）致多器官功能衰竭死亡。

镉是人体非必需元素,在自然界中常以化合物状态存在,正常环境中含量很低,不会影响人体健康。当环境受到镉污染后,镉可在生物体内富集,通过食物链进入人体,引起慢性中毒。镉中毒主要是吸入镉烟尘或镉化合物粉尘引起。一次大量吸入可引起急性肺炎和肺水肿;慢性中毒引起肺纤维化和肝脏肾脏病变。接触镉的工业有镉的冶炼、喷镀、焊接和浇铸轴承表面,核反应堆的镉棒或覆盖镉的石墨棒作为中子吸收剂,镉蓄电池和其他镉化合物制造等。镉被人体吸收后,在体内形成镉硫蛋白,选择性地蓄积肝、肾中,两者所含的镉约占体内镉总量的 60%。其中,肾脏可蓄积进入体内近 1/3 的镉,是镉中毒的“靶器官”。其他脏器如脾、胰腺、甲状腺和毛发等也有一定量的蓄积。另外慢性中毒患者常伴有牙齿颈部黄斑、嗅觉减退或丧失、鼻黏膜溃疡和萎缩、轻度贫血,偶有食欲减退、恶心、肝功能轻度异常、体重减轻和高血压等症状。其中日本报告的“痛痛病”事件就是因长期摄食被硫酸镉污染水源引起的一种慢性镉中毒。在环境污染对人类的健康危害越来越严重,涉及的范围越来越广的情况下,环境损害司法鉴定的重要性日益突出。

以往镉中毒死亡后系统解剖案例较少,相关的组织病理分析和法医学鉴定资料也比较缺乏,而通过分析这三例案件则发现,长期接触金属镉,不仅肾、肝会有损害,肺脏、血液系统等同样会继发各种疾病。因此,规范重金属镉中毒致死的尸体检验和相关检材的收集,尤其是毒物检测检材的规范采取,对进一步明确重金属中毒病理学机制以及预防重金属中毒具有重要意义。

第二节　铅　中　毒

（一）概述

作为世界铅生产、消费大国,我国的铅污染问题日趋严峻。车辆的含铅尾气排放是我国城市土壤铅污染的主要原因。蓄电池行业也是铅污染的主要来源,铅中毒作为一项常见的职业中毒,对作业工人的身心健康产生了巨大影响。我国儿童铅中毒问题普遍存在,且城市铅中毒重于农村。生产环境中的铅及其化合物主要以铅蒸气、铅烟、铅尘的形式经呼吸道进入人体;生活中儿童铅中毒则主要为经口途径或经皮肤吸收铅的有机化合物。进入血液的铅90%以上和红细胞结合,随血液循环分布于肝肾脾肺等组织,几周后铅由软组织转移到骨骼、毛发、牙齿等,以难溶性磷酸铅【$Pb_3(PO_4)_2$】形式沉积。人体90%~95%的铅存于骨骼,当缺钙,或因感染、饮酒、外伤、服用酸性药物造成酸碱平衡紊乱时,不溶性磷酸铅转化为可溶性磷酸氢铅进入血液,引起铅中毒症状发作。

铅能够造成一系列生理、生化指标的变化,影响中枢和外周神经系统、心血管系统、生殖系统、免疫系统的功能,引起胃肠道、肝肾和脑的疾病。儿童和孕妇尤其容易受铅的影响,铅中毒使得儿童的智力、学习能力、感知理解能力下降,注意力不集中、多动、易冲动,并造成语言学习的障碍。甚至有人认为铅中毒是导致犯罪的一个因素。高含量的铅对机体的损害是致命的,且尚未发现铅含量在哪个水平上对机体来说是安全的。研究发现,低于10mg/dl的铅就能引起儿童发育迟缓,影响以后的智力。

慢性铅中毒的诊断根据《职业性慢性铅中毒诊断标准》进行,治疗前诊断慢性铅中毒以尿铅含量0.12mg/L为准,尿铅含量大于这个标准并伴有腹部疼痛、贫血、神经衰弱、恶心、呕吐等临床症状可诊断为中度中毒,伴有铅麻痹、中毒性脑病临床表现可诊断为重度中毒,治疗前尿铅含量<0.07mg/L但无临床表现的可继续观察;治疗前诊断性驱铅后尿铅>0.8mg/L为铅中毒,驱铅试验后尿铅<0.8mg/L可继续观察。

（二）案例分析

案例　慢性重度铅中毒合并中毒性脑病

1. 简要案情

以下2个病例均来自同一工作岗位,为某冶炼厂热处理工人,均为中年男性,既往无特殊疾病。工作时虽有防护措施,但工作场所有大量铅蒸气,且无通风设备。工作场所铅烟尘浓度为$0.59mg/m^3$,超标20多倍。两人分别工作1.0~2.0年发病。

2. 临床资料

案例1,王某,男,45岁,一年前开始从事热处理工作。近3个月出现头痛、四肢无力、恶心就诊,查尿铅1.91μmol/L,给予驱铅治疗6个疗程,驱铅中最高排出尿铅10.13μmol/L,诊断为慢性中度铅中毒,排铅后病情好转而出院。但近半个月来病情渐加重,出现智能减退、反应迟钝、情绪不稳、易激动,有时伴有幻觉、迫害妄想等不同程度的精神障碍。实验室检查:未发现明显异常,B超、心电图和胸片未见异常,头颅核磁共振成像（MRI）扫描示轻度脑萎缩。神经精神科会诊排除颅内炎症、肿瘤、精神分裂症和抑郁症。临床诊断:慢性重度铅中毒合并中毒性脑病。

案例2,李某,男,51岁,2年前从事热处理工作。半年前出现头痛、头晕、乏力、恶心、便秘而到医院就诊,查尿铅5.01μmol/L,给予驱铅治疗8个疗程,最高排出尿铅14.13μmol/L,驱铅结束时尿铅仍有3.12~3.24μmol/L,当时诊断为慢性中度铅中毒,排铅后病情好转而出院,以后调离岗位,未再住院排铅治疗。但近2个月年来仍有全身乏力、四肢麻木,偶有全身频发肌阵挛样发作,持续2~3秒,每天发作数次。实验室检查未发现明显异常,头颅MRI轻度脑萎缩。神经精神科会诊排除颅内炎症、肿瘤、精神分裂症、抑郁症和癫痫。临床诊断:慢性重度铅中毒合并中毒性脑病,肌阵挛样发作。

3. 损害后果分析

本组病例铅接触职业史明确,工作场所铅烟尘污染严重,2 例患者发病时均有神经衰弱症候群、肢体乏力、腹绞痛、尿铅偏高,有慢性中度铅中毒改变,驱铅治疗后逐渐出现精神和情感障碍,符合慢性中毒性脑病改变。根据 GBZ 37—2002《职业性慢性铅中毒诊断标准》,2 例均可诊断为职业性慢性重度铅中毒合并中毒性脑病。

职业性中毒性脑病是毒物引起的中枢神经系统的严重器质性病变,其病程长、病情重,是随着接触毒物时间的延长和接触总剂量的增加逐渐发展而来的,病理改变为脑组织弥漫充血、水肿、点状出血,神经细胞变性、坏死,神经纤维脱髓鞘,可导致皮质、基底节、小脑和脑干等广泛性损伤,最终导致脑萎缩。本组病例表现为痴呆及神志模糊,神经精神异常,智能障碍,生活不能自理,属于慢性中毒性脑病改变。

（三）讨论

铅以离子状态被吸收后进入血液循环,最初主要以铅盐和与血浆蛋白结合的形式分布于全身各组织,数周后约有 95% 以不溶的磷酸铅形式沉积在骨骼系统和毛发。而血液内的铅约有 95% 分布在红细胞内,主要在红细胞膜,血浆只占 5%。沉积在骨组织内的磷酸铅呈稳定状态,与血液和软组织中的铅维持着动态平衡。被吸收的铅主要经肾脏排出,还可经粪便、乳汁、胆汁、月经、汗腺、唾液、头发、指甲等途径排出。铅中毒的发病机制主要为导致血卟啉代谢障碍,并与含巯基酶结合,从而抑制血红蛋白合成,导致大脑皮层兴奋、平滑肌痉挛、外周神经脱髓鞘改变,出现神经系统、消化系统、泌尿系统及血液系统病变。

铅中毒对机体的影响是全身性的,累及多器官、多系统,临床表现复杂,且缺乏特异性。常见表现有下面几种：①神经系统：最易受铅的损害,主要表现为神经衰弱、多发性神经病和脑病。神经衰弱,是铅中毒早期和较常见的症状之一,表现为头昏、头痛、全身无力、记忆力减退、睡眠障碍、多梦等,其中以头昏、全身无力最为明显,但一般都较轻,属功能性症状。多发性神经病,可分为感觉型、运动型和混合型。感觉型的表现为肢端麻木和四肢末端呈手套袜子型感觉障碍。脑病,为最严重的铅中毒表现,表现为头痛、恶心、呕吐、高热、烦躁、抽搐、嗜睡、精神障碍,昏迷等症状,类似癫痫发作、脑膜炎、脑水肿、精神病或局部脑损害等综合征。②消化系统：轻者表现为一般消化道症状,重者出现腹绞痛。消化道症状包括口内金属味,食欲不振,上腹部胀闷、不适,腹隐痛和便秘,大便干结呈算盘珠状,铅绞痛发作前常有顽固性便秘作为先兆。腹绞痛为突然发作,多在脐周,呈持续性痛阵发性加重,每次发作自数分钟至几个时。检查时,腹部平坦柔软,可有轻度压痛,无固定压痛点,肠鸣音减少,常伴有暂时性血压升高和眼底动脉痉挛。③血液系统：主要是铅干扰血红蛋白合成过程而引起其代谢产物变化,最后导致贫血,多为低色素正常红细胞型贫血。④心血管系统：经过统计调查发现在铅中毒患者主动脉、冠状动脉、肾动脉及脑动脉有变性改变,在因铅中毒死亡的儿童中亦发现有心肌变性。此外,研究发现铅中毒时,能导致细胞内钙离子的过量聚集,使血管平滑肌的紧张性和张力增加,引起高血压与心律失常。⑤泌尿生殖系统：表现为长期接触可致儿童及成人慢性肾炎,由于肾脏代偿功能强,因此对铅的肾脏毒性作用常常估计不足。铅能够使肾脏的清除作用降低,从而加重铅在肾脏及其他组织中的潴留,影响正常生理功能,如产生肾性高血压及中枢神经系统疾病,同时随着潴留时间的延长,引起肾脏损害加重,导致肾小管的排泄及重吸收功能受损,出现氨基酸尿、糖尿、痛风等症状,晚期出现肾衰竭。铅具有生殖毒性、胚胎毒性和致畸作用。铅对人类生殖功能影响与剂量有关,近来报道血铅印 25~40μg/dl 已可影响男性生殖功能,使精子畸形。即使是低水平暴露仍可影响宫内胎儿的生长发育过程,造成畸形、早产和低出生体重等危害。

第三节　砷　中　毒

（一）概述

砷，俗称砒，是一种类金属元素，砷及其化合物主要用于合金冶炼、农药医药、颜料等工业，还常常作为杂质存在于原料、废渣、半成品及成品中。在上述生产或使用砷化合物作业中，如防护不当吸入含砷空气或摄入被砷污染的食物、饮料时，常有发生急、慢性砷中毒的可能。砷化合物可经呼吸道、皮肤和消化道吸收。

急性砷中毒多为误服或自杀吞服可溶性砷化合物引起。口服后 10 分钟至 1.5 小时即可出现中毒症状。主要有以下表现：①急性胃肠炎表现：食管烧灼感，口内有金属异味，恶心、呕吐、腹痛、腹泻、米泔样粪便（有时带血），可致失水、电解质紊乱、肾前性肾功能不全甚至循环衰竭等。②神经系统表现：有头痛、头昏、乏力、口周麻木、全身酸痛，重症患者烦躁不安、谵妄、妄想、四肢肌肉痉挛，意识模糊以至昏迷、呼吸中枢麻痹死亡。急性中毒后 3 日至 3 周可出现多发性周围神经炎和神经根炎，表现为肌肉疼痛、四肢麻木、针刺样感觉、上下肢无力，症状有肢体远端向近端呈对称性发展的特点，以后感觉减退或消失。重症患者有垂足、垂腕，伴肌肉萎缩，跟腱反射消失。③其他器官损害：包括中毒性肝炎（肝大、肝功能异常或黄疸等）、心肌损害、肾损害、贫血等。急性吸入砷化物中毒主要表现为眼与呼吸道的刺激症状和神经系统症状，有眼刺痛、流泪、结膜充血、咳嗽、喷嚏、胸痛、呼吸困难以及头痛、眩晕等，严重者甚至咽喉水肿，以致窒息，或是发生昏迷、休克。消化道症状发生相对较晚且较轻。皮肤接触部位可有局部瘙痒和皮疹，1 周后出现糠秕样脱屑，继之局部色素沉着、过度角化。急性中毒 40~60 天，几乎所有患者的指（趾）甲上都有白色横纹（Mess 纹），随生长移向指（趾）尖，约 5 个月后消失。④砷化氢中毒临床表现主要是急性溶血。

在慢性砷中毒中，以地方性砷中毒最为常见，即由于一定地区的环境中砷元素过多，致生活在该环境中的居民经饮水、食物、空气等途径长期摄入过量砷，引起以皮肤改变为主要表现的全身性疾病。慢性砷中毒的临床表现除神经衰弱症状外，突出表现为多样性皮肤损害和多发性神经炎。砷化合物粉尘可引起刺激性皮炎，好发在胸背部、皮肤皱褶和湿润处，如口角、腋窝、阴囊、腹股沟等。皮肤干燥、粗糙处可见丘疹、疱疹、脓疱，少数人有剥脱性皮炎，日后皮肤呈黑色或棕黑色的散在色素沉着斑。毛发有脱落，手和脚掌有角化过度或蜕皮，典型的表现是手掌的尺侧缘、手指的根部有许多小的、角样或谷粒状角化隆起，俗称砒疗或砷疗，其可融合成疣状物或坏死，继发感染，形成经久不愈的溃疡，可转变为皮肤原位癌。黏膜受刺激可引起鼻咽部干燥、鼻炎、鼻出血，甚至鼻中隔穿孔。还可引起结膜炎、齿龈炎、口腔炎和结肠炎等。同时可发生中毒性肝炎（极少数发展成肝硬化），骨髓造血再生不良，四肢麻木、感觉减退等周围神经损害表现。皮肤损害可表现为皮肤过度角化、Bowen 病，色素代谢异常和皮肤癌。

慢性砷中毒的诊断：慢性轻度砷中毒：具有下列情况之二者，可诊断为慢性轻度砷中毒。①两个或两个以上肢体出现砷疗。②同时具有砷疗和砷斑。③肝肋下 ≥1.5cm，质较韧，但肝功能正常。④肝不大（肝肋下 <1.0cm），但肝功能轻度异常。⑤四肢有麻木、刺痛、烧灼感等周围神经损害症状，神经肌电图检查显示可疑的神经源性损害。

慢性中度砷中毒：在轻度中毒基础上，具有下列情况之一者，可诊断为慢性中度砷中毒。①脾大。②肝功能明显异常。③四肢肌力减退，肌力 4 度或不足 4 度，神经肌电图检查显示肯定的神经源性损害。

慢性重度砷中毒：具有下列情况之一者，可诊断为慢性重度砷中毒。①肝硬化。②四肢肌肉萎缩，肌力显著减退，肌力 3 度或不足 3 度，神经肌电图检查显示严重的神经源性损害。

（二）案例分析

环境污染致急性砷中毒 1 例

情况简介：湖南省某县的李姓一家先后多次无明显原因出现恶心、四肢乏力、伴有呕吐，每日数次到十余次。并出现水肿等症状，后在某专科医院住院治疗。其中轻者诊断为急性重度砷中毒，重者诊断为中毒性脑病。其中典型病例李某，胸背部皮肤散在绿豆大小的丘疹，脱屑，颜面水肿，唇稍发绀，双下肢远端感觉减退。B 超检查：肝大。神经肌电图检查：双下肢、右上肢呈广泛性神经源性损害，双胫神经、胫总神经及正中神经未引出反射波。实验室检查：血砷 0.4mg/L，尿砷 18mg/L。

中毒原因调查：发现在李家附近有 200 余吨的冶炼废弃物，为某无牌照冶炼厂私自丢弃，该废弃物砷含量为 4%~8%，周边废水砷含量为 3~6mg/L，李家池塘水中砷含量为 0.61mg/L，水井水砷含量为 7.18mg/L。

（三）讨论

这例砷中毒事件的教训是深刻的，冶炼废渣、废水管理不善和群众防护意识不强是导致砷中毒的主要原因。预防砷中毒的根本措施是加强对冶炼废渣、废水的管理和治理，防止冶炼废渣、废水污染水源。并加强卫生教育，使作业工人、群众充分认识到砷中毒的危险性，自觉采取有效的卫生防护措施，注意饮水安全，不饮用受污染的水。对于砷等具有累积性、潜伏性的重金属环境污染致害案件，应进一步明确医学、流行病学等相关鉴定机构的资质、鉴定程序等问题。

第四节　甲醇中毒

（一）概述

甲醇又称木醇或木酒精，是工业酒精的主要成分之一，无色透明、高度挥发，为易燃液体，有芳香气味。甲醇易溶于水及有机溶剂，在工作场所中以蒸汽的形式存在于空气中，可经人体消化道、呼吸道及皮肤吸收后导致中毒。主要表现为头痛、头晕、乏力、步态不稳、嗜睡等。重者有意识朦胧、谵妄、癫痫样抽搐、昏迷、死亡等。职业接触见于甲醇的制造、储存、运输、使用。近年来较为常见的报道如烟花生产中造粒工艺过程中使用"工业乙醇"作为造粒喷洒黏胶剂，饮用掺有甲醇的"所谓散装白酒"等。

甲醇中毒引起的病理生理改变主要是甲酸所致，其病情严重程度和死亡率与血清甲酸水平直接相关，甲酸毒性机制是抑制线粒体内细胞色素氧化酶活性，导致组织缺氧，甲酸的半衰期约为 20 小时，代谢缓慢导致体内血中甲酸、甲酸盐及乳酸堆积造成了阴离子间隙增高的代谢性酸中毒。而病程后期的代谢性酸中毒主要是由于甲酸抑制线粒体细胞色素氧化酶的活性致使组织缺氧、乳酸堆积而引起，同时中枢神经系统的细胞和髓鞘等也因组织缺氧、钠钾泵衰竭而受到损害。此外血中累积的甲酸会通过血液循环特异性损害视神经、视网膜神经节细胞和视神经盘等。

对人体损害的临床症状主要表现为：急性中毒以中枢神经系统损害、眼睛损害和代谢性酸中毒的表现为主；此外，急性中毒临床上存在明确的潜伏期，无论通过何种途径吸收中毒，潜伏期一般为12~24小时，少数患者可达2~3天，若同时摄入乙醇可使潜伏期延长。中枢神经系统症状：中毒轻者表现为头痛、头晕、乏力、嗜睡、意识模糊等症状，很少出现乙醇中毒时的欣快感。严重者出现昏迷、癫痫样抽搐。眼部症状：对视神经及视网膜有特殊的选择作用。它作用于视网膜上使细胞发生退行性变，导致视网膜及视神经病变，最终导致视神经萎缩。视力障碍可在口服后1小时或数天后出现。最初表现为眼前黑影、闪光感、视力模糊，重者视力急骤下降，甚至完全失明。常有周边视野缩小改变。代谢性酸中毒：程度较轻者往往没有明显症状，通常是在进行相关化验检查时被发现。严重代谢性酸中毒患者可以出现头痛、嗜睡、意识障碍、呼吸节律和幅度的改变。其他：病情严重者可以出现肝脏、肾脏、心血管系统等多脏器系统损害。

（二）案例分析

1. 吸入性甲醇中毒死亡1例

简要案情：石某，某香菇种植基地女工，于2011年1月22~24日，连续3天在接菌帐内工作（8h/d）。25日出现头痛、恶心和呕吐，以"急性中毒"入院治疗。26日出现呼吸困难、双眼视物不清、各种神经反射消失和意识障碍，30日血压下降至7.0/3.4kPa（53/25mmHg），血氧饱和度下降至30%，经抢救无效因呼吸衰竭和急性肾衰竭死亡。

现场勘察：种植基地接种场所为200m²厂房，有窗和门，其内的接菌帐长4m，宽、高均为2m。工作时石某负责用75%酒精擦拭菌袋表面。

尸体检验：主要解剖所见：大脑表面回平沟浅，肺内含液量较多，部分器官自溶，余未见明显异常。病理学检验主要所见：脑实质内多数神经元及血管周围间隙增宽，内有粉染絮状物；有些神经元核固缩、核仁不清、尼氏体消失；胶质细胞轻度增生，可见噬神经细胞现象；神经纤维髓鞘脱失。肺自溶显著，部分肺泡腔内充满中性粒细胞、单核细胞，部分肺泡腔内充满水肿液。肾近曲小管上皮广泛肿胀、浑浊、结构不清，管腔变小或消失；皮质内可见多发片状小管上皮变性崩解，残留小管管壁；髓质内远曲小管上皮细胞形态尚可，管腔内可见散在蛋白管型。

理化检验：工作用的"酒精"中甲醇含量为85.2%，石某血样中未检出甲醇，胃内容物中未检出灭多威、有机磷、毒鼠强和氰化物成分。

2. 烟花制造吸入性甲醇中毒死亡1例

简要案情：在烟花制造过程中，亮珠制造工序使用工业乙醇作为粘胶剂。黄某2天前工作时（以工业酒精为原料生产花炮相关部件）突发头晕乏力眼花，视物模糊，并有胸闷气促，未重视，今日上午病情加重，在当地医院就诊无改善后于2013年9月10日19时许入上级医院就诊。患者于入院当晚20时10分突然出现呼吸骤停，经抢救无效于15日死亡。

临床资料：黄某，男，43岁，因"头晕、乏力、视物模糊、气促2天，神志不清半天"于2013年9月10日入某院治疗。入院查体：体温36℃，脉搏70次/min，呼吸20次/min，血压120/70mmHg，血氧饱和度98%，浅昏迷，全身大汗，呼吸深大，双侧瞳孔等圆等大3.5mm，对光反射灵敏，双肺呼吸音清，心率70次/min，律齐，腹软，肝脾未扪及，四肢有自主活动，巴氏征阴性；血气分析示pH 6.90，氧分压137mmHg，二氧化碳分压10mmHg；血常规：白细胞

19.5×10^9/L,中性粒细胞百分比:85.2%。患者于入院当晚20时10分突然出现呼吸骤停,经抢救无效15日临床死亡。死亡诊断为:急性甲醇中毒,中毒性脑病,心跳呼吸骤停,心肺复苏术后,中枢性呼吸循环衰竭,MODS,失代偿性代谢性酸中毒。

尸体检验结果:尸表及大体解剖见尸体轻度腐败,心脏重量增加,冠状动脉内膜增厚,管腔狭窄,脑基底节区出血,中脑点状出血。未见明显致死性机械性损伤和机械性窒息表现,未见喉头水肿。显微镜检查见散在灶性神经元固缩、嗜酸变性;脑组织散在灶性疏松软化灶,多灶性出血,脑白质神经纤维肿胀,脑水肿,蛛网膜下腔血管淤血,灶性出血等,肺淤血水肿,支气管肺炎,冠状动脉粥样硬化性心脏病变,轻度脂肪肝,脾细小动脉硬化改变;另见喉头淤血,胰腺自溶,胃、肠、阑尾黏膜自溶改变。此外,患者有头晕乏力眼花,视物模糊而后发生昏迷的临床病史,血气分析及生化检测等报告示患者有代谢性酸中毒,电解质紊乱,肾功能障碍,本次法医学检查主要见中毒性脑病表现,肺淤血水肿,支气管肺炎和冠状动脉粥样硬化性心脏病变。毒物分析结果示被鉴定人黄某血液中乙醇(酒精)含量211.50mg/100ml,正丙醇含量13.90mg/100ml,甲醇未检出,由于患者发病后住院7天,且连续性肾脏替代治疗(CRRT)达36小时,可影响甲醇检测结果,毒化检测示死者血液中未检出甲醇;其死后检测出乙醇不排除死后尸体腐败影响。

（三）讨论

甲醇(CH_3OH)是经呼吸道、皮肤、消化道吸收入体引起中毒;经消化道吸收速度快,死亡率和致盲率极高。甲醇主要在肝中代谢,在体内代谢和排泄缓慢,有明显的蓄积作用。一般口服5~10ml可致严重中毒,15ml可致失明,但个体差异较大。甲醇中毒潜伏期8~36小时,急性中毒可主要表现为头痛、头晕、昏迷、脑水肿、视网膜水肿、出血、球后神经炎、CO_2结合力降低、酸中毒、恶心、呕吐、心动过速、心肌炎、糖尿、蛋白尿、少尿或无尿等。

工业酒精合格品(二级)甲醇含量应不高于2g/L,而案例1中使用的"酒精"甲醇含量高达85.2%,应为假冒伪劣产品。甲醇中毒多经口,接触性中毒和吸入性中毒较为少见。甲醇易挥发,闪点为8℃,蒸汽对神经系统有刺激作用,吸入人体内,可引起中毒。在案例1中,石某在相对密闭空间内接触甲醇,时间较长,3天后出现中毒症状,表现为双眼视物不清、呼吸衰竭和肾功能衰竭,同伴亦出现中毒症状,其发病潜伏期、临床表现和尸体检验所见均符合甲醇中毒特点。死者血中未检出甲醇,但考虑到死亡距脱离接触时间较长,死后取血检验,可能造成阴性结果。综合以上分析认为,石某符合吸入甲醇蒸气中毒死亡。

在案例2中,2013年9月8日黄某工作时(以工业酒精为原料生产花炮相关部件)突发头晕乏力眼花,视物模糊,并有胸闷气促,未重视,9月10日病情加重,在当地医院就诊无改善后即刻转入上级医院急诊科就诊,9月15日突发心脏骤停,经抢救无效死亡。根据法医病理学检验,结合案情及病情发展状况、临床生化检测报告及毒(药)分析检验结果,综合分析,被鉴定人死因符合中毒性脑病致中枢性呼吸循环衰竭死亡。甲醇中毒早期表现为头痛、乏力、嗜睡和意识模糊,眼前黑影、飞雪感、视物模糊,可有恶心、眼痛等症状,疑似甲醇中毒者应及时追问甲醇接触史,完善下列检验、检查:血、尿中甲醇和甲酸测定,血气分析、血清电解质和淀粉酶测定,血、尿常规,肝、肾功能及心电图、脑CT(或MRI)检查,以明确诊断。可同时采用血液透析、大剂量使用激素、纠酸及使用乙醇、叶酸等措施进行治疗,但部分病例对视力下降无有效治疗措施。综上所述,甲醇中毒应重在预防。建议加强对劳动者甲醇中毒知识的培训,提高防护意识;工作时注意通风、排毒,定期监测空气中甲醇浓度或黏胶剂中甲醇含量;并告知劳动者,加强个体防护,接触高浓度甲醇气体时应戴隔离式呼吸器,防止吸入；严禁用黏胶剂洗手；出现早期中毒症状,应及时就医检查、治疗,防止病情恶化。烟花行业亮珠造粒工种使用甲醇,是急性重度甲醇中毒高风险作业,须加强其职业病防护措施和职业卫生监管,禁止使用甲醇工业酒精作为造粒喷洒粘胶剂。

第五节　有机磷农药中毒

（一）概述

有机磷农药,是指含磷元素的有机化合物农药,在我国农村,主要用于杀灭农作物和蔬菜害虫。有机磷农药多为油状液体,有大蒜味,挥发性强,微溶于水,遇碱破坏。其在农业生产中的广泛使用,导致农作物中有不同程度的残留。由于民众缺乏农药使用的基本知识和有机磷农药中毒的防范意识,食用有机磷农药污染蔬菜引起的中毒已有较多报道。甚至有菜农在使用农药后,未对盛装农药的容器作标志,使人误食引起中毒。

有机磷农药主要通过消化道、呼吸道及完整的皮肤进入人体,吸收后迅速分布到全身各器官,其致毒作用机制主要是抑制胆碱酯酶活力,造成乙酰胆碱积聚,引起神经系统功能紊乱,出现出汗、震颤、精神错乱、语言失常,严重者会出现呼吸麻痹,甚至死亡。

（二）案例分析

案例　误用盛装有机磷农药的容器致中毒死亡

1. 简要案情

2018 年 11 月 5 日 12 时许,某乡村民罗某,年龄 75 岁,在路边捡到一个不明容器后回家用于盛水做饭,饭后不久出现头昏、恶心、呕吐、腹痛等症状,被人发现后送往医院,经抢救无效死亡。

2. 法医学尸体检验及毒（药）物检验

A：法医学尸体检验

尸表检验：女性尸体,死者身长 161cm,外观发育正常,营养中等。颜面部外表青紫改变。口鼻部出血,口唇黏膜发绀,双手十指甲床发绀,双足十趾甲床发绀。内脏剖验检查：脑重 1 430g,脑表面血管淤血,脑回增宽,脑沟变浅。气管、支气管腔内见少量灰红色泡沫状黏稠物。心脏重 242g,表面未见出血,左、右心耳无出血,腱索及乳头肌未见明显异常,各瓣膜光滑,未见明显畸形。肝脏表面光滑,颜色暗红,质地中等,切面质均。食管干净,黏膜光滑无损伤。胃内见 100ml 灰白色食糜,胃壁黏膜散在点状出血。余腹腔器官未见异常。显微镜检查：大脑蛛网膜下腔及脑间质血管淤血,脑干灶性神经纤维空泡样改变,灶性肺水肿,多灶性肺气肿,肺小血管及肺间隔毛细血管淤血,部分支气管黏膜自溶脱落。胃黏膜层灶性出血,黏膜下层血管扩张淤血,少量炎细胞浸润,平滑肌波变。

B：毒（药）物检验

检验样本：被鉴定人心血、胃内容物、盛水容器残液；

检验项目：农药定性、定量分析；

检验方法：气相色谱质谱联用法；

检验结果：在送检盛水容器残液、被鉴定人胃内容物、血液中检出敌敌畏成分,其中血液敌敌畏含量为 30.81μg/ml（参考致死量 29μg/ml）,已达到致死血液浓度。

3. 诊断分析　根据本次法医病理学检验结果,结合案情及毒化检验结果综合分析认为,被鉴定人罗某系敌敌畏中毒死亡。此起食物中毒可判定为误用盛装有机磷农药的容器致中毒死亡事件。

（三）讨论

这是一起误用盛装有机磷农药的容器致中毒死亡的案例。罗某在路边捡到一个不明容器后没有经过任何处理后就用于盛水做饭,随后不久出现中毒症状,说明一些农村民众对于有机磷农药中毒并没有足够的防范意识。有关部门应针对该事件开展相关的卫生宣教,比如有针对性地开设预防毒物中毒的健康教育课程,不要随意使用不明容器,同时也教育农民喷洒农药后及时处理好相关残留药瓶及容器,不得随意丢弃等。

第六节　展　望

对于环境因素所致的中毒类案件,法医学鉴定的首要工作是获取和审查鉴定资料,充分了解包括污染源、污染范围、污染程度,以及毒物进入身体途径、方式和接触时间等重要信息。群体性中毒案件关乎环境治理、社会稳定、健康赔偿等社会敏感问题,鉴定工作的开展存在很大难度。此类案件涉及刑侦机关、环境监测部门、医疗机构等多方,因此在鉴定受理时,应与委托方建立良好的沟通和协作关系,通过办案机关调取各方证据,以确保鉴定资料全面、可靠。

相比一般刑事案件,环境污染致害案件不仅需要对是否存在排污行为、是否污染环境进行环境污染调查监测,还需要对污染的致害情况进行全面而准确的鉴定。唯有如此,才能对被告的违法行为进行准确的定罪量刑。这其中必然涉及医学、流行病学等领域的专业知识,需要医疗、卫生、疾控等相关机构进行专业鉴定。此类案中,公诉机关向法庭出示中毒患者病历资料、流行病学调查报告等医学、流行病学鉴定结果常常发挥着重要的证明作用。然而,司法解释目前仅规定,司法鉴定机构出具鉴定意见、由生态环境部指定的机构出具检验报告、经省级以上环境保护部门认可的县级以上环境保护部门及其所属监测机构出具的监测数据这三类鉴定意见、监测数据可以作为证据使用,并未明确医学、流行病学等相关鉴定意见的证据效力以及相应鉴定机构的资质等问题。这使得相关鉴定意见作为证据的依据不甚充分,进而致其证明力受到质疑。这类案件的庭审过程中,控辩双方的主要争议就是围绕相关鉴定意见及其结论的合法性、可采性、客观性展开。根据《刑事诉讼法》第一百四十四条规定:"为了查明案情,需要解决案件中某些专门性问题的时候,应当指派、聘请有专业知识的人进行鉴定。"由此看来,医学、流行病学等相关鉴定结果在审理环境污染刑事案件,尤其是环境污染致害案件中,将发挥重要的证明作用。因此,相关立法以及司法解释有必要依据《刑事诉讼法》的规定,并参考新近出台的《最高人民法院关于审理环境侵权责任纠纷案件适用法律若干问题的解释》(法释〔2015〕12号)中关于鉴定意见、检验报告、检测报告、评估报告或者监测数据以及专家意见等作为证据适用的相关规定,进一步明确医学、流行病学等相关鉴定结果的证据效力,并对相关专业鉴定机构的资质、鉴定程序等加以具体规定。

（郭亚东　王起　赵锐　董红梅　封华）

参考文献

［1］朱启星.卫生学［M］.8版.北京：人民卫生出版社，2013.

［2］王保捷，侯一平.法医学［M］.6版.北京：人民卫生出版社，2013.

［3］JAMES R M，RICHARD S B. Introduction to Environmental Forensics［M］. 3rd ed. Boulevard：Academic Press，2015.

［4］乌拉尔·沙尔赛开.世界人口展望：人口、资源与环境［J］.生态经济，2017，33（9）：2-5.

［5］余谋昌.生态学视阈下的中国新人口问题及人口生产［J］.南京林业大学学报（人文社会科学版），2016，16（1）：1-16.

［6］乌焕鹏.浅析城市大气污染现状及防治对策［J］.科技创新与应用，2015（23）：177.

［7］国家林业局.中国重点陆生野生动物资源调查［M］.北京：中国林业出版社，2009.

［8］武正军，李义明.生境破碎化对动物种群存活的影响［J］.生态学报，2003（11）：2424-2435.

［9］蔡秋玲.广西某地学龄儿童血铅水平及铅暴露对某矿区学龄儿童健康的影响［D］.广西医科大学，2016.

［10］解军.汞污染的危害及其环境标准［C］.中国环境科学学会.2010中国环境科学学会学术年会论文集（第四卷）.中国环境科学学会：中国环境科学学会，2010：498-501.

［11］吕新元，梁统玲.镉污染及其防治［J］.上海环境科学，1997，016（007）：45.

［12］阚海东.我国大气 $PM_{2.5}$ 的健康影响及个体防护［C］.中国环境科学学会，2017：26.

［13］王振.城市光污染防治对策研究［D］.同济大学，2007.

［14］汪新.溢油的环境损害司法鉴定鉴定：化学指纹分析与源识别［J］.渔业研究，2017，39（5）：397-402.

［15］侯安山.环境损害司法鉴定研究和应用［J］.中国法医学杂志，2015，30（6）：663-666.

［16］丛斌.破解环境污染人身损害赔偿难：重在完善司法鉴定制度［J］.中国人大，2017（11）：26-28.

［17］史文娇，岳天祥，石晓丽，等.高风险重金属污染土壤识别研究方法综述［J］.土壤，2012，44（2）：197-202.

［18］吴昊，孟菊英，初丹.微生物技术在环境监测中的应用［J］.辽宁经济职业技术学院学报，2007，（3）：71-72.

［19］LU Y Y，LIANG X Q，NIYUNGEKO，et al. A review of the identification and detection of heavy metal ions in the environment by voltammetry［J］. Talanta，2018，178：324-338.

［20］CHADALAVADA S，DATTA B，NAIDU R. Optimisation approach for pollution source identification in groundwater：an overview［J］. Int J Environment and Waste Management，2011，8，40–61.

［21］奚晓明．中华人民共和国侵权责任法条文理解与适用［M］. 北京：人民法院出版社，2010.

［22］唐小晴，张天柱．环境损害排除之关键前提 – 因果关系判定［J］. 中国人口资源与环境，2012，22（8）：172–176.

附录

本书中所应用的法律法规

1.《中华人民共和国侵权责任法》,2009 年,现行有效。

2.《中华人民共和国固体废物污染环境防治法》,2009 年修订,现行有效。

3.《中华人民共和国水污染防治法》,2017 年修订,现行有效。

4.《中华人民共和国环境保护法》,2014 年修订,现行有效。

5.《最高人民法院、最高人民检察院关于办理环境污染刑事案件适用法律若干问题的解释》,2017,现行有效。

6.《中华人民共和国海洋环境保护法》,2017 年修订,现行有效。

7.《中华人民共和国土壤污染防治法》,2018 年,现行有效。

8.《中华人民共和国民法通则》,2009 年修订,现行有效。

9.《最高人民法院、民政部、环境保护部关于贯彻实施环境民事公益诉讼制度的通知》,2014 年,现行有效。

10.《最高人民法院关于审理环境民事公益诉讼案件适用法律若干问题的解释》,2014 年,现行有效。

11.《环境损害司法鉴定机构登记评审细则》,2018 年,现行有效。

12.《司法鉴定程序通则》,2019 年修订,现行有效。

53检

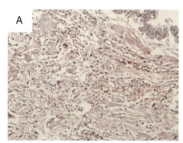 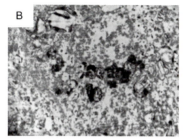 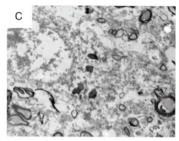

图 7-1 镉中毒不同脏器病理变化

A. 案例 1 肺纤维化；B. 案例 1 肾细胞内近胞核可见大量高密度颗粒沉积，
大量溶酶体及吞噬颗粒；C. 案例 2 神经元胞浆内有高密度颗粒沉积